항상성 노화

항상성 노화

과속 노화를 멈추고 느리게 나이 드는 법

박민수 지음

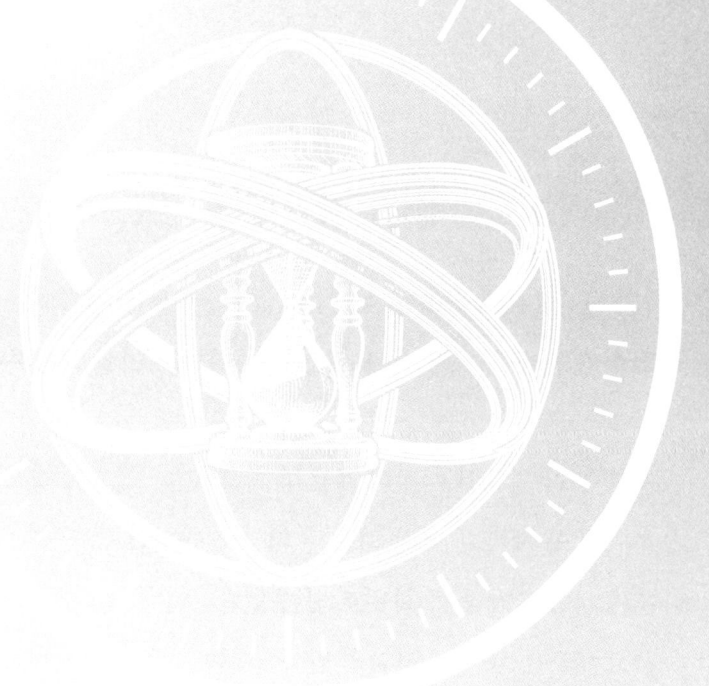

| 프롤로그 |

항상성 노화를 꿈꾸며

꽤 오래전 어느 날, 문득 이런 의문이 들었습니다.

"인간은 진정 노화를 벗어날 수 없는 것일까? 시간의 흐름에 따라 늙어가는 것은 그저 어쩔 수 없는 자연의 섭리일 뿐일까?"

젊고 생기 넘치던 시절이 빠르게 지나가고, 거울 속 푸석한 내 모습을 마주할 때마다 이런 의문은 더 커졌습니다. 지금도 그 의문은 나를 움직이는 가장 큰 화두로 남아 있습니다.

늙고 병드는 것이 순리임을 받아들이는 것은 생각처럼 쉬운 일은 아닙니다. 아무리 마음을 다잡고 굳은 각오를 세웠다 하더라도 두려움은 늘 마음 한켠에 남기 마련입니다. 늙음을 받아들인다는 것은 결국, 질병이 생기는 것과 죽음까지도 받아들이는 일이기 때문입니다. 생로병사生老病死가 자연의 이치이지만, 이런 이유에서 인간 대부분에게는 영생불사永生不死의 욕망이 있습니다. 아니 건강하게 장수를 누리고 싶은 소망이 있습니다.

죽음은 근원적으로 두려운 일입니다. 죽음을 초래하는 질병과 노화 역시 두려운 일일 수밖에 없습니다. 철학자들의 의견에 따르면 우리가 죽음을 두려워하는 이유를 크게 세 가지로 나눌 수 있습니다. 첫째, 죽는 순간 느끼게 될 고통에 대한 두려움입니다. 둘째, 자신의 존재가 영원히 사라지는 것에 대한 두려움입니다. 셋째, 죽음 뒤에 남은 사람들에 대한 걱정 역시 중요한 원인입니다. 이 중에서 가장 큰 두려움은 자신의 존재가 사라지는 것, 즉 자기 존재의 소멸에 대한 두려움일 것입니다.

죽음을 외면하고, 죽음에서 달아나려는 건 어리석은 일입니다. 그러므로 우리는 결국 죽음을 겸허하게 받아들여야 합니다. 다만, 여기에도 마지막 한 가지 선택지가 남습니다. 자신에게 주어진 수명까지 건강하게 살아갈 것인지, 아니면 그에 미치지 못하고 생을 마칠 것인지입니다. 인생에서 다양한 변수와 변화를 마주해야겠지만, 지금 내가 내릴 수 있는 가장 합당하고 이상적인 결론은 가능한 한 오래, 건강하고 행복하게 남은 삶을 살아가는 것입니다.

그러기 위해서는 먼저 나의 건강을 지킬 수 있다는 낙관적인 사고부터 세워야 합니다. '어차피 인생도, 건강도, 수명도 내 뜻대로 되지 않는다'는 체념이 건강 실천을 포기하게 만드는 가장 큰 원인입니다. 그러니 우선 건강 낙관주의부터 굳건하게 세울 수 있어야 합니다. 그래야 오늘, 그리고 내일의 건강 실천이 진실하고 확고할 수 있습니다.

이런 성찰을 거친 후에 저는 단순히 한 사람의 질병을 치료하는 의사에서, 많은 사람들에게 좀 더 건강하고 활기찬 인생을 알려주는 건강 전도사로 사는 삶을 선택하고 걷게 되었습니다.

그렇다면, 우리는 어떻게 하면 오래도록 활기차고 건강하게 지낼 수 있을까요?

오랜 연구와 성찰 끝에 저는 모든 이론과 실천이 바로 이 한 단어에 수렴되는 것을 깨달았습니다. 바로 '항상성Homeostasis'이라는 말입니다. 항상성은 아주 오래되었지만, 미처 주목하지 못했던 의학 용어로 생명체가 내부 환경을 일정하게 유지하려는 능력을 뜻합니다. 비록 생명체를 둘러싼 외부의 환경과 생명체 내부의 환경이 끊임없이 변하더라도 생명체가 생리적 상태를 항상 일정한 수준으로 유지하는 것을 가리킵니다.

그렇습니다. 항상성을 잃는 순간 건강을 잃고 빠르게 늙는 과속 노화가 일어나고, 결국 질병과 죽음을 맞이하게 되는 것입니다. 항상성을 지킬 때 건강도 지킬 수 있습니다. 항상성의 요체는 균형과 유기적인 통합입니다. 우리 몸은 균형과 통합을 잃으면 질병과 노화의 속도가 급격히 빨라지지만, 반대로 균형과 통합을 잘 유지하면 예상보다 훨씬 더 건강하게 늙어갈 수 있습니다.

저는 오랜 연구 끝에 인체 항상성을 지킬뿐만 아니라 균형과 통합을 좌우하고, 더 깊고 체계적으로 우리 몸을 지켜낼 수 있는 다섯 가지 건강 지렛대를 찾아낼 수 있었습니다. 그것이 바로 마인드Mind(정신), 마이오카인Myokine(근육), 마이크로바이옴Microbiome(장내 미생물), 멜라토닌Melatonin(수면), 그리고 미토콘드리아Mitochondria(세포 에너지)입니다. 이 다섯 가지 축은 서로 긴밀하게 연결되어 하나의 유기적인 시스템을 이룹니다. 그래서 어느 하나라도 흔들리면 전체 균형이 쉽게 무너집니다.

마음을 다스리고, 근육을 튼튼히 하며, 장내 환경을 건강히 유지하고, 깊은 숙면을 취하고, 세포 에너지를 활성화하면, 우리는 항상성을 지키고 주어진 수명은 물론이거니와 노화를 거꾸로 거스르는 일까지도 누리고 만끽할 수 있습니다.

'나는 나의 건강을 지킬 수 있다'는 건강 낙관주의, 마음의 평정심을 지킬 수 있는 항상심 능력, 그리고 최신 의학의 도움을 받은 체계적이고 치밀한 건강 실천이 만났을 때 우리는 모두 항상성 노화를 누릴 수 있습니다.

건강은 운명이 아닙니다. 건강은 나의 선택입니다. 항상성 노화는 여러분의 선택 능력을 대폭 확장하는 견인차가 될 것입니다. 더불어 이 책을 통해 여러분은 나의 노화 역시 내 힘으로 다스릴 수 있구나 라는 자신감과 확신을 얻을 수 있을 것입니다.

항상성 노화를 누릴 때 행복과 삶의 가치도 함께 드높일 수 있습니다. 건강과 항상성 노화 없이 행복을 보장하기 어렵습니다. 항상성 노화를 통해 여러분은 지금까지 사람들이 생각한 노년과는 질적으로 다른 최적의 노년을 누릴 수 있습니다.

  이 책에 담긴 지침과 실천들을 하나씩 따르며, 나이 드는 것도 꽤 괜찮은 일이구나 라는 자신감과 낙관성을 느껴보길 바랍니다. 몸과 마음이 보내는 소리에 진심으로 귀 기울이고, 5M 실천이라는 혁신적인 건강 실천을 통해 건강과 항상성 노화를 누릴 수 있기를 진심으로 응원합니다.

박민수

| 목차 |

프롤로그_ 항상성 노화를 꿈꾸며 4

1장. 노화의 속도를 조절하라 : 장수를 넘어, 역노화의 시대로

01	노화의 패러다임 전환 : '오래'가 아니라 '젊게'	17
02	항상성이란 무엇인가?	26
03	건강은 숫자가 아니라 '머무는 시간'이다	33
04	젊어지려는 몸 vs 늙어지려는 습관	38
05	다시 돌아오는 힘 : 회복이 젊음을 지킨다	43
06	노화의 방향을 바꾸는 두 개의 루프	48
07	노화를 막는 힘 : 사소한 교란과 만성 교란의 균형	52

2장. 항상성을 잃은 현대인, 노화의 가속페달을 밟다

01	현대 문명의 덫 : 편리함이 만든 불균형	61
02	쉴 틈 없는 몸과 마음 : 오티움의 실종	69
03	스트레스에 잠식된 몸, 노화의 회로에 갇히다	74
04	숨 쉬는 것조차 위험하다 : 환경 독소가 무너뜨린 생체균형	79
05	달콤한 유혹이 부르는 쓰디쓴 노화	82
06	몸과 마음을 잇는 숨은 축, 항상심의 균형	87

3장. 5M 시스템, 항상성 노화의 통합 전략

01	노화를 멈추는 다섯 개의 레버 : 5M 시스템	97
02	우리 몸은 하나의 네트워크다 : 5M 통일장 이론	101
03	몸이 보내는 5가지 경고 : 망가진 축을 복원하라	107

4장. 마인드 : 마음의 평정이 몸의 평형을 지킨다

01	건강은 완벽이 아닌 조화다	117
02	노화를 앞당기는 조용한 암살자, 스트레스	122
03	노화를 늦추는 마음의 방패, 항상심과 중용	126
04	무의식의 습관을 깬다 : 마음놓침에서 마음챙김으로	131
05	평온함으로 가는 길 : 마음챙김은 자기 발견의 여정	136
06	즉각적 쾌감의 늪에서 벗어나기 : 도파민 중독 탈출법	143
07	먹는 방식을 바꾸면 삶도 달라진다, 마음챙김 식사법	155
08	내면의 중심을 지키는 항상심 실천법	158

5장. 마이크로바이옴 : 장 속 미생물이 늙음을 결정한다

01	장내 마이크로바이옴이 전신 건강을 조율하는 이유	165
02	내 몸을 설계하는 미생물 : 장이 늙으면 몸도 늙는다	173
03	장이 보내는 신호, 뇌가 응답한다	178
04	균형이 깨지는 순간, 작은 균들의 대반란이 시작된다	181
05	새는 장, 전신 노화를 유발하는 은밀한 균열	184

| 06 | 지문처럼 다른 장내 미생물, 나만의 장 건강 지도를 그리다 | 187 |
| 07 | 음식과 습관이 만드는 마이크로바이옴의 힘 | 190 |

6장. 멜라토닌 : 잘 자는 사람이 늦게 늙는다

01	항노화 사령관 멜라토닌, 전신을 복구하는 호르몬이다	197
02	텔로미어가 젊음을 말할 때, 수면이 답이 된다	201
03	코르티솔을 잠재우고 마음을 진정시키는 호르몬 전략	207
04	낮잠은 충전, 밤잠은 회복 : 파워냅의 과학과 야간 수면의 치유력	210
05	수면 일기부터 조명까지, 항노화 수면 전략의 완성	215

7장. 미토콘드리아 : 세포 에너지 공장을 깨워라

01	세포 속 작은 발전소, 노화를 지휘하다	223
02	세포 노화의 진실 : 피로는 미토콘드리아의 비명이다	232
03	생각과 힘은 미토콘드리아에서 시작된다	236
04	노후된 세포를 청소하라 : 미토파시로 젊음을 되찾는 법	239
05	활성산소를 잠재우는 항산화 루틴 : 세포를 산화로부터 지키는 전략	242
06	고강도 인터벌 운동 : 단 10분으로 세포를 젊게 만드는 법	247
07	영양과 미토콘드리아의 최적화 식단 : 잘 먹어야 세포를 살린다	252

8장. 마이오카인 : 근육이 보내는 젊음의 신호

01	노화를 늦추는 가장 강력한 조직, 근육	259
02	최고의 면역제 근육 : 혈당, 염증, 면역을 다스리는 힘	265
03	유산소·무산소·인터벌 트레이닝 : 젊음을 부르는 세 가지 전략	272
04	중년의 생존 운동법 : 매일 30분이 당신을 살린다	278
05	근육을 위한 최적 영양 설계 : 단백질부터 비타민까지 완전 무장	282
06	운동보다 중요한 회복 : 성장호르몬과 자가포식의 황금 시간	287
07	마음도 젊어진다 : 마이오카인·엔도르핀·세로토닌 삼총사	294

9장. 젊음을 설계하는 5M 통합 전략

01	노화를 거꾸로 잇는 다섯 개의 선 : 5M 메커니즘 완전 해부	301
02	당신의 하루를 젊어지게 만드는 루틴 설계법	306
03	생활습관과 기술이 만날 때 : 5M x 바이오메디컬 혁신	311
04	함께할 때 비로소 완성되는 건강 : 소셜 5M 루틴의 힘	316
05	항상성 노화, 죽기 직전까지 건강하게	320

에필로그_ 항상성 노화가 선사하는 작은 기적   324

1장

노화의 속도를 조절하라

: 장수를 넘어, 역노화의 시대로

01

노화의 패러다임 전환
: '오래'가 아니라 '젊게'

02

항상성이란 무엇인가?

03

건강은 숫자가 아니라
'머무는 시간'이다

04

젊어지려는 몸 vs
늙어지려는 습관

05

다시 돌아오는 힘
: 회복이 젊음을 지킨다

06

노화의 방향을 바꾸는
두 개의 루프

07

노화를 막는 힘
: 사소한 교란과 만성 교란의 균형

01

노화의 패러다임 전환
: '오래'가 아니라 '젊게'

우리는 오랫동안 '얼마나 오래 사느냐'에 집중해 왔다. 그 결과 질병 치료와 생명 연장 기술의 발전에 큰 관심이 쏠렸다. 평균 수명이 빠르게 느는 것을 의학의 발전으로 여겼고, 사람들은 100세 시대가 열렸다는 사실에 축포를 터뜨렸다. 그러나 건강하지 못한 노후를 보내는 사람들이 늘어나는 부작용도 생겼다.

보건복지부가 발표한 '2022 OECD 보건 통계'에 따르면 우리나라 국민의 기대수명은 83.5년으로, 다른 OECD 국가들과 비교했을 때도 충분히 높은 수준이다. 다시 말해, 한국인은 이미 세계적으로 오래 살고 있는 것이다. 문제는 우리가 과연 건강하게 노년을 보내고 있느냐는 점이다. 기대수명에 비해 우리나라 국민의 건강수명은 66.3년에 그치기 때문이다. 이는 질병과 부상으로 고통받는 유병 기간이 17.2년에 달한다는 의미이며, 결국 노년기에 병으로 고통받으며 살아가는 이들이 많다는 뜻이기도 하다.

이런 문제의식 속에서 오래 사는 것보다 중요한 것은 죽는 순간까지 건강하게 사는 일이라는 지적이 꾸준히 제기되어 왔다. 즉, 삶의 질을 누리지 못한 채 단지 수명만 늘어나는 것은 더 이상 진정한 발전이라 할 수 없다는 말이다. 이러한 흐름 속에서 노화 의학의 중심도 '장수'에서 '건강수명'으로 이동하고 있다.

물론 오래 사는 것은 축복이다. 수명이 늘면 그만큼 더 많은 경험과 시간을 누릴 수 있기 때문이다. 하지만 나이가 70, 80세를 넘어가면 그보다 건강이 더 중요한 가치로 여겨진다. 몸 여기저기가 아프고, 스스로 움직이기가 힘들어지며, 누군가의 도움 없이는 일상생활조차 불가능하다면, 오래 사는 것만으로는 큰 의미가 되지 않는다. 따라서 최근 노화 연구와 보건 정책의 초점은 어떻게 하면 삶의 질과 건강수명을 최대한 오래 유지할 수 있을까에 맞춰지고 있다.

여기서 건강수명이란, 질병이나 장애 없이 상대적으로 건강하고 독립적인 일상생활을 유지할 수 있는 기간을 뜻한다. 말 그대로 '질 높은 건강 상태'를 유지하는 시간을 얼마나 길게 확보하느냐에 집중한 개념이다. 최근 건강수명이 강조되는 것은 노화 속도를 최대한 늦추고 질병을 예방하는 방법을 강구하고, 이미 만성질환이 있더라도 병증을 최대한 관리, 개선하여 일상생활을 누릴 수 있어야 한다는 의식 변화와 관련이 깊다.

항상성 노화가 여는 건강수명 시대

건강수명을 늘리기 위해 필자가 새롭게 제안하는 건강 개념이 바로 '항상성 노화Homeostatic Aging'다. 항상성이란 건강의 가장 근본적인 요소인 혈압, 혈당, 호르몬, 면역 등이 정상 범위를 벗어나지 않은 채 제대로 조절되는 상태를 뜻한다. 이는 '항상심'이라는 심리적 정상 범위까지도 아우르는 포괄적인 개념이다. 따라서 항상성 노화는 곧, 이러한 항상성을 지켜내며 늙어가는 과정이라 할 수 있다.

각종 건강 요소가 정상 범위를 유지할 때 우리는 노화를 최대한 늦출 수 있다. 심지어 이미 망가진 기능도 다시 회복하며 역노화까지 이르를 수 있다. 이러한 지점에서 항상성 노화야말로 건강수명을 늘리고 질적인 노년을 가능하게 하는 핵심적 대안이라고 할 수 있다.

우리는 '장수하되, 죽는 순간까지 건강하게 살아야 한다'는 원칙을 새롭게 세울 수 있어야 한다. 세계보건기구WHO에서 발표하는 통계 역시 점차 기대수명뿐 아니라 건강수명 지표를 강조하기 시작했고, 각국의 보건 정책도 만성질환의 예방과 관리를 통해 건강수명을 늘리는 방향으로 전환하고 있다.

이러한 변화는 개인 차원에서도 큰 의미를 지닌다. 우리는 50세를 넘어가며 '앞으로 30~40년을 어떻게 살 것인가?'라는 문제와 직면하는데, 이때 단순히 장수만을 목표로 삼는다면 질병과 노화로 인한 삶의 질 저하에는 제대로 대비하기 어려울 것이다. 질병 발생을 대비해 암 보험을 든다든가, 요양 기관을 알아보는 것 등은 노년의 건강을 대비하는 근본적인 대안이 될 수 없다.

그렇다면, 건강수명을 실제로 늘리기 위해 나는 무엇을 해야 할까? 가장 중요한 것은 생활 습관을 근본적으로 개선하는 것이다. 규칙적인 운동과 균형 잡힌 영양 섭취, 충분한 수면과 스트레스 관리 등은 우리 몸의 노화 속도를 직접적으로 늦추고 신체 기능을 유지하는 데 큰 역할을 한다.

그 다음은 이미 발생한 만성질환이 있을지라도 철저히 관리하여 일상생활에서의 독립성과 활력을 최대한 오래 유지하는 것이다. 이러한 목표를 실현하는 핵심 메커니즘이 바로 항상성의 유지다. 혈압, 혈당, 호르몬 수준, 면역력 등 신체의 주요 지표를 일정한 정상 범위 안에서 유지하는 것이다.

항상성 유지와 건강수명의 관계

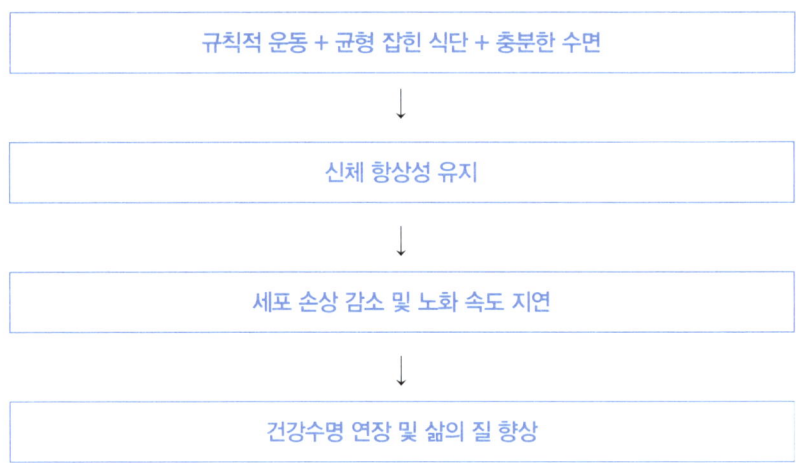

최신 의학 연구는 항상성을 유지하는 데 도움이 되는 다양한 기

술과 방법을 고도화시키고 있다. 개인 맞춤형 건강관리 기술, 바이오마커를 활용한 실시간 건강 상태 모니터링, 디지털 헬스 케어 시스템의 구축 등이 대표적인 예일 것이다. 이러한 기술들은 우리가 건강수명을 현실적으로 늘리는 데 효과적인 도구로 자리 잡아가고 있다.

항노화 : 노화를 늦추고 예방하라

노화의 관점이 '얼마나 오래'에서 '얼마나 건강하게 오래'로 바뀌기 위해서는, 우리가 노화를 미리 대비하고 어느 정도 조절할 수 있다는 확신을 가져야 한다. 다행히 의학의 발전과 함께 생활습관 관리, 심리적 안정, 환경 관리 등을 통해 신체 항상성을 지킬 수 있다는 인식이 점차 주류가 되고 있다.

여기서 중요한 개념이 바로 항노화Anti-Aging다. 항노화는 말 그대로 노화를 '막아내는anti' 노력으로, 노화 속도를 늦추고 노화 관련 질환이 나타나는 시점을 최대한 뒤로 미루는 것이 핵심 과제다. 이를 위해 노화를 촉발하는 활성산소ROS의 피해를 최소화하고, 규칙적인 운동, 균형 잡힌 식단, 충분한 수면, 스트레스 관리 등 생활습관을 철저히 관리하는 동시에, 항산화 물질이 풍부한 식단을 유지해야 한다.

항노화에서 특히 중점을 두는 부분은 피부와 외모의 노화 방지다. 항노화라는 개념이 처음 보급된 계기 역시 주름이나 피부 탄력 등 외모 관리 부문이었다는 점이 이를 보여준다. 또한 만성질환 예방도 항노화의 중요한 목표다. 당뇨, 고혈압, 고지혈증 같은 성인병은 노화를 가속시키는 역할을 하기 때문에, 이를 예방하고 관리함으로써 심장, 혈관, 뇌 등 주요 장기의 건강을 지킬 수 있다.

결국 항노화는 현 상태를 최대한 오래 유지해, 노화가 급격히 진행되지 않도록 방어하는 성격을 가진다. 나이가 드는 것을 막을 수는 없지만, 너무 빨리 노화를 겪지 않도록 꾸준히 노력하는 것이 핵심이다.

역노화 : 이미 진행된 노화를 되돌려라

역노화Reverse Aging는 항노화에서 한 발 더 나아가 이미 발생한 노화 현상을 되돌리거나 복구하려는 시도를 가리킨다. 예를 들어, 50대 중반 무렵 노화로 인해 근육량과 에너지가 줄어든 사람이 근력 운동과 영양 관리를 통해 다시 정상 수준까지 근육을 회복하고 젊은 시절 상태로 돌아가는 것이 바로 역노화의 대표적 사례다.

생활습관을 통한 역노화 외에도, 현대 의학은 첨단 기술로 노화를 되돌리려는 시도를 이어가고 있다. 줄기세포 치료Stem Cell Therapy, 유전자 편집CRISPR, 노화 세포 제거Senolytics 등 첨단 의학 기술이 대표적인 역노화 방법으로 활용된다. 역노화는 단순히 손상을 최소화하는 수준을 넘어, 건강했던 시절의 세포와 조직 상태로 되돌리려는 시도다.

호르몬 요법Hormone Therapy도 대표적인 역노화 기술이다. 노화로 인해 호르몬 분비가 감소할 때, 성장호르몬 보충Human Growth Hormone,

HGH이나 DHEA 요법Dehydroepiandrosterone을 통해 줄어든 호르몬 기능을 이전 수준으로 되돌릴 수 있다. 인슐린 분비 기능이 떨어지고 인슐린 저항성이 나타날 때도 다양한 방법으로 인슐린 감수성을 높이면, 세포 재생의 핵심인 미토콘드리아 활성화를 촉진할 수 있다. 또한 간헐적 단식과 같은 방법을 통해 자가포식Autophagy 기능을 강화하는 것도 역노화 전략의 하나다. 자가포식 활동을 촉진하면 손상된 세포 소기관과 노폐물이 제거되고, 새로운 세포 생성이 유도될 수 있다.

역노화는 말 그대로 한 방향으로 흐르는 노화 시계를 거꾸로 돌리는 것을 목표로 한다. 그렇기에 최근 첨단 의학 분야에서 가장 혁신적이고 도전적인 영역으로 주목받고 있으며, 사람들의 기대와 관심을 한 몸에 받고 있다.

항노화와 역노화의 의미와 차이점

인간은 필연적으로 노화라는 긴 여정을 걸어가는 존재다. 이 불가피한 생물학적 과정을 어떻게 관리할 것인가는 인류의 오랜 관심사였다. 이러한 맥락에서 탄생한 개념이 바로 앞서 설명한 항노화와 역노화다. 얼핏 보면 비슷해 보이지만, 그 뉘앙스와 범위는 확실히 다르다.

노화는 생명체의 기본값이다. 노화가 일어나지 않는 생명체는 존재하지 않으며, 우리 인간 역시 순간순간 노화를 겪고 또 경험하고 있다. 항상성 노화는 기본적으로 모순을 품고 있는 조어다. 항상 그대로의 상태를 유지한다는 뜻인 '항상성'이라는 단어에, 점차 늙어간다는 의미인 '노화'가 붙어 서로 모순을 이루기 때문이다. 이 두 단어의 모순 관계를 해소하기 위해 필요한 것이 역노화 기술이 발휘하는 브레이크 장치다. 항노화, 역노화 기술은 때로는 브레이크 역할을 하고, 또 때로는 후진 기어 역할을 하기 때문이다.

항노화 vs 역노화 개념 정리

접근법	항노화	역노화
개념적 특징	노화를 예방하고 늦추는 방어적 접근	이미 진행된 노화를 적극적으로 되돌리는 복구적 접근
주요 방법	생활 습관 관리, 미용적 접근, 만성질환 예방	줄기세포 치료, 호르몬 치료, 자가포식 촉진 등
목표	현재 상태 유지와 예방에 초점	과거의 젊은 상태로 회복하는 데 초점

이미 노화가 기본값임을 인정할 때 마이너스와 플러스의 합이 이상적인 조화를 이루기 위해 좀 더 우리 신체와 건강에 요구되는 것은 항노화가 아니라 역노화다. 항노화가 노화에 저항하는 것이라면, 역노화는 노화를 거슬러 다시 젊어지는 것이기 때문이다.

물론 건강수명을 늘리고 건강을 유지하기 위해서는 항노화 또한 무척 중요하다. 예를 들어 피부 노화를 막기 위해서 선크림을 바르거나 건강한 세안 원칙을 세우는 것이 항노화의 범주에 속한다. 특히 선크림을 꾸준히 바르는 것은 피부암을 예방해서 때로는 생명을 지키는 중요한 실천이 될 수 있다. 그러나 노화와 반대되는 역노화 기술이 서로 보완적으로 작용할 때, 우리는 항상성을 유지하며 건강을 지킬 수 있다. 그렇기 때문에 지금까지 실천해 온 항노화 습관에 새롭게 알게 된 역노화 기술을 더해, 이를 체계적으로 결합해야 한다. 점차 늙어가는 신체를 조금 더 젊은 상태로 되돌리는 노력과 실천을 멈추지 말아야 하는 것이다.

역노화는 좀 더 근본적이고 전체적인 효과가 가능한 줄기세포, 유전자, 호르몬, 자가포식 등의 영역에서 치료적·재생적 기술들에 초점을 맞추고 있다. 이 책에서 제안하는 역노화 기술 가운데는 아직까지 여러분이 미처 알지 못하고 해보지 못한 것들도 무척 많을 것이다.

항노화와 역노화, 이 두 가지 개념은 완전히 별개가 아니라, 서로 시너지를 내는 상보적 관계다. 기본적인 항노화 습관과 생활방식을 토대로 건강을 최대한 지키면서, 첨단 의학이나 강력한 재생 원리를 활용해 손상된 부분을 되살리는 역노화를 결합할 때 항상성 노화라는 건강 가치로 나아갈 수 있기 때문이다.

항상성이란 무엇인가?

　우리 몸은 놀라운 복원력을 지니고 있다. 끊임없이 변하는 환경 속에서도 내부 상태를 일정하게 유지하려는 신비한 작용이 멈추지 않는다. 이처럼 외부 환경이 달라져도 몸이 균형을 유지하려는 성질을 '항상성'이라고 부른다.

　우리가 특별히 의식하지 않아도 숨을 쉬고, 심장이 뛰며, 음식을 소화하고, 면역 반응을 일으킬 수 있는 것 역시 신체 항상성 덕분이다. 몸속 장기와 세포들은 끊임없이 서로 소통하며 현재의 상태를 지켜내라는 신호를 보내고, 그에 따라 자동으로 반응한다. 신체 기관들이 정교한 피드백 루프feedback loop를 통해 긴밀히 소통하며 균형을 조절하기 때문이다. 대표적인 신체 항상성의 사례는 다음과 같다.

> - 체온: 외부 기온이 떨어지면 몸이 떨며 열을 생산하고, 더우면 땀을 흘려 열을 방출한다.
> - 혈당: 식사 후 혈당이 오르면 인슐린을 분비해 혈당을 낮추고, 공복 상태에서 혈당이 낮아지면 글루카곤을 분비해 정상 범위로 되돌린다.
> - 혈압: 스트레스로 인해 혈압이 오르면, 몸은 혈관을 이완시키는 신호를 보내 혈압을 다시 안정시킨다.

그러나 이 섬세한 균형이 언제나 완벽하게 유지되는 것은 아니다. 나쁜 생활 습관이나 과도한 스트레스는 균형을 무너뜨려 몸이 정상 상태로 회복하는 힘을 잃게 한다. 처음에는 피로감, 가벼운 통증, 소화불량처럼 경미한 증상으로 시작되지만, 시간이 지나면 만성 질환이나 노화의 가속으로 이어져 결국 항상성이 크게 흔들린다.

동적 평형 : 항상성을 이루는 균형의 원리

동적 평형은 특정 조건(온도, 압력 등)에서 가역 반응이 정반응과 역반응이 동시에 일어나지만, 반응 속도가 서로 같아 순 반응이 없는 상태를 의미한다. 즉, 정반응으로 생성물이 만들어지는 것과 역반응으로 다시 반응물로 돌아가는 과정이 동시에 일어나면서도 서로 상쇄되기 때문에, 겉보기에는 아무런 변화가 없는 평형 상태가 유지되는 것이다.

이 개념은 물리학과 화학에서 비롯된 것이지만, 인간의 노화 과정에도 그대로 적용되는 중요한 원리를 담고 있다. 우리는 시간의 흐름에 따라 신체 노화를 겪지만, 이를 완전히 되돌릴 수는 없다.

동적 평형은 신체뿐 아니라 정신적인 면에서도 적용되는 원리다. 끊임없이 변화하는 환경 속에서도 내면의 평정을 잃지 않고, 균형을 유지하는 것이 정신적 건강의 핵심이라고 할 수 있다.

이러한 관점은 동양의 고전인 『중용』의 사상과도 닿아 있다. 『중용』에서는 희로애락이 아직 드러나지 않은 상태, 즉 감정의 기복이 없는 평정한 마음을 '중中'이라 했다. 이는 감정에 휘둘리지 않고 중심을 잃지 않는 상태로, 진정한 내면의 안정, 즉 항상심을 뜻한다. 건강 또한 이와 마찬가지로, 급격하거나 비정상적인 변화 없이 천천히 노화해 가는 상태, 즉 항상성을 유지하는 상태를 의미한다.

아무리 평형 상태처럼 보이더라도 노화가 빠르게 진행된다면 그것은 진정한 항상성이라고 할 수 없다. 인간이 누릴 수 있는 진정한 항상성은 '조금씩 변화하는 균형'이다. 이는 동양 사상에서 말하는 '중'의 개념과도 일치하며, 단순히 기하학적으로 가운데를 유지하는 것이 아니라, 변화 속에서도 중심을 잃지 않는 동적 평형을 의미한다.

우리의 건강 역시 이러한 동적 평형을 유지할 때 항상성 노화를 이룰 수 있다. 변화하되 그 변화가 너무 급하거나 지나치게 느리지 않도록, 그리고 어느 한 방향으로 치우치지 않도록 중심을 지키며 건강을 관리해야 한다. 마치 음양오행이 서로 영향을 주고받으며 균형을 이루듯, 5M 역시 조화롭게 맞물려야 건강이 지속된다.

무너지는 균형, 다시 세울 수 있는 힘

현대 사회는 특히 항상성이 깨지기 쉬운 환경이다. 잦은 야근과 밤샘, 스마트폰과 컴퓨터의 과도한 사용, 자극적이고 가공된 음식, 운동 부족, 환경오염 등이 끊임없이 신체 균형을 위협한다.

하지만 중요한 사실은, 대부분의 경우 이러한 붕괴가 다시 회복될 수 있다는 점이다. 신체 기능이 완전히 파괴되지 않는 한, 항상성은 스스로 복원되는 탄력성을 지닌다. 충분한 수면, 건강한 식습관, 꾸준한 운동을 실천하면 무너진 균형도 서서히 회복된다. 그 과정을 통해 우리는 노화의 속도를 늦추고 건강한 삶을 유지할 수 있다.

다만 어떤 균형은 한 번 무너지면 회복에 오랜 시간과 특별한 노력이 필요하다. 예컨대 장시간 앉은 자세나 스마트폰 사용으로 척추의 유연성이 떨어지면 거북목 증후군이 나타날 수 있다. 이 경우 꾸준한 스트레칭과 자세 교정이 요구되며, 심하면 디스크 제거술이나 척추 유합술 같은 외과적 처치가 필요하다.

따라서 우리는 항상성을 해치는 습관을 멀리하고, 균형을 지켜주는 선상한 생활을 꾸준히 이어가야 한다. 항상성은 우리 몸이 가진 가장 강력한 자가 치유 능력이자 생명 유지를 위한 핵심 원리이기 때문이다. 이를 이해하고 관리하는 일은 노화와 질병을 예방하는 첫걸음이며, 건강한 삶을 오래 유지하는 비결이 된다.

우리 몸은 이미 균형을 회복할 준비를 마쳤다. 우리가 해야 할 일은 그저 몸이 스스로 균형을 지켜낼 수 있도록 작은 도움을 보태는 것이다.

항상성 범위부터 알아야 한다

우리 몸이 균형을 유지하려는 노력, 즉 항상성의 핵심은 의학적으로 검증된 정상 범위를 지키는 데 있다. 혈압, 혈당, 호르몬 수치, 체온 등 다양한 생리 지표들은 이미 안전한 수치 범위로 정리되어 있으며, 이를 '항상성 범위Homeostatic Range'라고 부른다. 이 범위를 지키는 것은 건강 유지에 매우 중요하며, 범위를 벗어나면 몸은 곧바로 경고 신호를 보낸다. 이러한 신호가 바로 질병의 전조 증상이다.

예를 들어 혈압은 일반적으로 수축기 120mmHg, 이완기 80mmHg 근처일 때 가장 건강하다고 본다. 이보다 높아지면 고혈압 위험이 커지고, 지나치게 낮으면 저혈압으로 인해 어지럼증이나 무기력이 나타난다. 혈당도 마찬가지다. 공복 혈당은 8시간 이상 금식한 뒤 측정한 혈액 속 포도당 농도를 의미하며, 정상 범위는 100mg/dL 미만이다. 126mg/dL 이상이면 당뇨병으로 진단되고, 100~125mg/dL는 '공복 혈당 장애'로 분류된다. 이 시기는 흔히 '당뇨병 전 단계'라 불리며, 이미 혈당 관리에 경고등이 켜진 상태다.

각 생리 지표가 가진 항상성 범위는 단순한 숫자가 아니다. 이는 몸이 가장 편안하게 기능할 수 있는 안전 구간을 뜻한다. 그 말은 즉, 이 구간을 벗어나면 신체 기관과 세포에 다양한 문제가 동시에 생길 수 있다는 것이다. 정상 범위가 무너지면 초기 증상은 사소해 보일 수 있다. 그러나 시간이 지나면 점차 심각한 문제로 이어진다. 약간 높은 혈압은 곧 혈관과 심장에 부담을 주어 결국 고혈압으로 발전하고, 이는 심장 질환이나 뇌졸중 위험을 높인다. 혈당 역시 조금 높은 상태가 지속되면 인슐린에 대한 감수성이 떨어지고, 결국 당뇨병으로 이어진다.

따라서 항상성 범위에서 크게 벗어나지 않도록 평소 꾸준히 관리하는 것이 무엇보다 중요하다. 매년 건강검진을 통해 혈압, 혈당, 호르몬 수치 등을 정기적으로 확인하고, 수치가 정상 범위를 벗어나기 시작하면 즉시 생활 습관을 개선해야 한다. 정기적인 운동, 건강한 식습관, 충분한 수면, 스트레스 관리를 통해 항상성 범위를 안정적으로 유지할 수 있다. 또한 자신의 상태를 꾸준히 점검하고 필요한 검사를 정기적으로 받는 습관도 건강을 지키는 핵심이다.

주요 생리 지표들의 정상 범위

질환	검진항목	조사항목	정상	질환 의심
비만	BMI검사	체중kg / 키m의 제곱	85세	26~과체중
				30~고도비만
고혈압	이완기		80mmHg 미만	95mmHg 미만
	수축기		120mmIg 미만	145mmHg 미만
간 기능 이상	AST, ALT	혈중 간 효소 수치	0~32U/L 정상	AST 51 이상
				AST 46 이상
당뇨병	공복 혈당	혈당 수치	70~120mg /dL	126mg/dL 이상
이상지질 혈증	HDL	콜레스트롤 수치	65세	
	LDL		HDL	

항상성 범위를 유지하는 일은 건강과 젊음을 지키는 가장 기본적

이면서도 강력한 전략이다. 우리 몸은 정상 범위를 크게 벗어나지 않는 한 대부분의 문제를 스스로 해결할 수 있는 능력을 지니고 있다. 그러나 그 범위를 반복해서 넘어서면 몸은 점차 회복력을 잃고, 결국 노화와 질병이라는 대가를 치르게 된다.

    따라서 나의 몸이 보내는 작은 신호에 귀 기울이며, 정상 범위에 머물 수 있도록 생활 습관을 점검하는 지속적이고 치밀한 노력이 필요하다.

03

건강은 숫자가 아니라
'머무는 시간'이다

우리는 '정상 혈압', '정상 혈당'이라는 말을 단지 병원에서 제시하는 수치적인 기준쯤으로 가볍게 받아들인다. 하지만 사실, 이 수치는 우리 몸이 필사적으로 지키려는 마지막 방어선과도 같다. 이 방어선을 형성하는 기준 수치를 넘어서는 순간부터 몸의 균형, 즉 항상성은 급격하게 무너지고, 노화 속도 역시 급속하게 빨라지며 각종 만성질환의 문이 열리기 시작한다.

건강은 '완벽한 건강'에서부터 '심각한 질병' 상태까지, 연속적으로 연결된 하나의 긴 스펙트럼 위에서 변화되는 지점이다. 사람들이 '건강이 좋다', '건강이 나쁘다'라고 말하는 주관적인 판단은 이런 객관적인 기준 수치들의 합을 통해 평가되는 것이다. 대부분 사람들이 겉으로 드러나는 증상이 없으면 자신을 건강하다고 믿지만, 사실 우리는 늘 이 스펙트럼 위를 오르내리며 수치적으로 확정할 수 있는 하나의 건강 지점에 존재한다. 또, 이런 수치 기준에 근거해 보다 정확하고 합당한 건강 평가를 내릴 수 있다.

예를 들어 보자. 40대 초반의 직장인 A씨는 겉보기엔 전혀 문제가 없지만, 최근 받은 건강검진에서 혈당과 혈압 수치가 살짝 정상 범위를 벗어났다는 결과를 받았다. 당장은 큰 문제가 아니라고 생각할 수 있으나, 이 상태를 계속 방치할 경우 그에게는 당뇨병이나 고혈압 같은 만성질환이 빠르게 찾아올 가능성이 크다. 따라서 그는 완벽한 건강 상태가 아니라, 오히려 건강이 위기로 빠질 수 있는 건강 지점에 놓여 있는 것이다. 다시 말하자면 건강관리란, 스펙트럼 위에서 가능한 수치 기준에서 건강을 보증하는 구간에 오랫동안 머물 수 있도록 노력하는 일체의 활동이라고 할 수 있다.

TIR : 항상성 유지와 노화 지연의 열쇠

이와 매우 밀접하게 연결되는 것이 바로 'TIR Time in Range'이다. TIR은 원래 당뇨병 관리에서 사용되는 개념으로, 하루 중 목표 혈당 범위에 얼마나 오래 머물러 있는지를 나타내는 수치다. 최근 의학계에서는 이 개념을 혈압, 콜레스테롤, 심박수, 체중, 심지어 스트레스 호르몬과 같은 여러 건강 지표에도 확장하여 활용하고 있다. 예를 들어, 혈압은 수축기 120~130mmHg, 이완기 80mmHg 근처를 유지하는 것이 이상적이며, 스트레스 호르몬이나 염증 지표 CRP 도 일정 범위 내에서 관리되어야 한다. 이렇게 TIR을 높여야 하는 가장 중요한 이유는 우리 몸이 항상성 범위 내에서 긴 시간 동안 안정적으로 머물 때 노화 속도는 현저히 느려지고, 건강한 삶을 더 오래 유지할 수 있기 때문이다.

반대로 혈당이나 혈압 등 우리 몸의 주요 지표가 정상 범위를 벗어나게 되면 몸은 심각한 부담을 얻는다. 혈당이 너무 높아 고혈당이 오면 혈관과 신경이 손상되어 만성적인 염증과 당뇨 합병증을 초래하고, 너무 낮아 저혈당이 오면 급격한 피로감, 어지러움, 집중력 저하와 같은 증상이 나타나 삶의 질이 떨어진다. 혈압 역시 너무 높으면 심장과 혈관에 과부하가 걸려 뇌졸중과 심근경색의 위험이 증가하고, 너무 낮으면 만성 피로와 어지럼증으로 일상생활조차 어렵게 만든다. 이렇게 몸의 균형이 깨진 상태가 지속되면 결국 우리 몸은 빠르게 늙고 만성질환의 위험이 급격히 증가하는 것이다. 반면 적정 범위를 안정적으로 유지할 때 우리 몸은 부드럽고 원활하게 작동한다.

> **TIR이 건강과 노화에 미치는 영향**
>
> **높은 TIR** : 몸의 주요 지표들이 안정적인 범위 내에서 부드럽게 움직이며 세포 손상과 염증이 최소화된다. 그 결과, 노화는 느려지고 건강 수명은 길어진다.
>
> **중간 TIR** : 지표가 때때로 범위를 벗어나지만 비교적 빠르게 회복된다. 하지만 이런 변동이 반복되면 스트레스가 누적되어 노화가 서서히 진행된다.
>
> **낮은 TIR** : 지표가 자주 크게 출렁이며 몸이 지속적으로 스트레스에 노출된다. 세포와 조직은 반복적으로 손상되고, 만성 염증과 급속한 노화가 뒤따르게 된다.

TIR을 높이는 필승 생활 전략

TIR 개념은 우리 몸이 얼마나 건강 스펙트럼의 '좋은 쪽'에 오래 머무는가를 보여주는 중요한 지표이며, 이는 곧 항상성 노화라는 개념과도 직결된다. 인체의 주요 시스템이 정상 범위를 벗어나지 않고 안정적으로 관리될 때, 노화 속도는 현저히 느려지고, 이미 진행된 일부 손상도 회복될 가능성이 커진다. 그렇다면 이런 TIR을 높일 수 있는 방법은 무엇일까?

① 꾸준히 TIR 기록하기

가장 먼저 해야 할 일은 주기적인 측정과 기록이다. 혈당과 혈압을 정기적으로 체크하고 기록하여 현재 자신의 건강 상태가 어느 위치에 있는지 정확히 파악하면, 이를 기반으로 생활 습관을 미세하게 조정하는 피드백 루프가 형성된다.

② 규칙적으로 식사하고 꾸준히 운동하기

규칙적인 식사와 꾸준한 운동이 필수적이다. 폭식이나 과도한 공복 상태가 반복되면 혈당과 혈압의 급격한 변동을 일으키기 때문에 일정한 시간에 규칙적으로 식사하고 근력운동과 유산소 운동을 꾸준히 병행하면 인슐린 민감성과 심혈관 기능이 개선되어 몸의 항상성을 도모할 수 있다.

③ 스트레스 관리하기

스트레스 관리 또한 매우 중요한 요소다. 스트레스 호르몬인 코르티솔 수치가 높아지면 혈당과 혈압도 함께 올라가기 때문에 양질의 수면을 취하고 명상이나 호흡법 등으로 스트레스를 관리하는 것이 TIR을 높이는 데 효과적이다. 실제로 여러 연구에서 꾸준한 명상과 충분한 수면이 스트레스 호르몬 수치를 안정화하고, 혈압과 혈당 조절에도 탁월한 효과가 있다는 사실이 입증된 바 있다.

결국 우리 몸의 건강은 완벽한 건강과 질병 상태 사이에서 매일 조금씩 진동하고 있다. TIR을 중요하게 관찰해야 하는 이유는 이 미세한 진자 운동을 정확하게 파악하고 관리하여 가능한 오랫동안 우리 몸이 최적의 건강 상태에 머무를 수 있도록 도와야 하기 때문이다. 혈당과 혈압과 같은 단순한 지표를 꾸준히 관리하는 습관은 곧 우리 몸의 균형, 즉 항상성을 지키는 가장 강력한 실천이다. 이를 통해 우리는 노화의 흐름을 최대한 늦추고 건강하고 활력 있는 삶을 오래도록 유지할 수 있다.

04

젊어지려는 몸 vs
늙어지려는 습관

　우리는 중년 이후 오로지 노화로만 나아가는, 일직선으로 질병과 죽음으로만 나아갈 것이라는 고정관념을 가지고 있다. 젊음의 순간을 떠난 후 죽음으로만 지체 없이 달려가고 있을 것으로 착각하기도 한다.
　하지만 이는 틀린 관념이다. 우리는 이를 경험을 통해 이미 이해하고 있다. 살면서 심각한 질병으로 사경을 헤맨 사람도 있을 것이고, 큰 사고나 재난으로 죽음 가까이 가본 분도 있을 것이다. 또 어떤 시절에는 무척 건강했지만, 또 어떤 시절은 불건강했으며, 다시 건강이 회복되는 경험을 했을지도 모른다. 반대로 암과 같은 질병에 걸려 죽음 직전에 다다랐다가 극적으로 회생해 또래보다 훨씬 건강한 신체와 정신을 가지게 된 사람도 있을 것이다.

다시 말해, 우리 몸은 최적 건강, 혹은 젊음의 중심 상태에서 질병과 늙음, 죽음의 외부 사이에서 끊임없이 진동하고 있다는 것이다. 이 과정이 마치 보이지 않는 두 가지 힘, 즉 '원심력'과 '구심력'이 경쟁하듯 힘겨루기를 하는 상황과 같다.

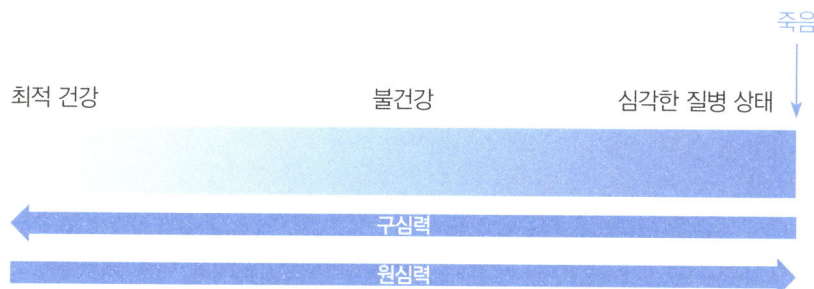

우리 몸의 건강을 좌우하는 두 가지 길항 요소, 원심력과 구심력

원심력은 중심에서 바깥으로 벗어나려는 힘을 의미한다. 이를 우리 몸에 적용하면, 젊음과 건강이라는 균형 상태에서 우리를 점점 멀어지게 하는 모든 요소의 결정체다. 대표적인 원심력으로는 만성 스트레스가 있다. 만성 스트레스는 코르티솔 같은 스트레스 호르몬을 지속적으로 높이고, 혈당과 혈압의 균형을 깨뜨려 점진적으로 노화를 가속화한다. 잠이 부족하거나, 과로하거나, 심리적인 압박이 계속될수록 이 원심력은 점점 강해져서, 우리 몸은 최적의 건강 상태로부터 더욱 멀어지게 해 불건강의 늪으로 빠뜨린다.

또 하나 중요한 원심력은 잘못된 생활 습관이다. 과도한 설탕과 가공식품 섭취, 규칙 없는 식습관, 운동 부족은 우리 몸에 만성 염증과 인슐린 저항성을 유발하고 근육과 혈관, 호르몬 시스템까지 약화시키며 노화의 속도를 한층 높인다. 여기에 미세먼지, 중금속, 환경호르몬 같은 외부 독소도 지속적으로 우리 몸의 세포와 DNA를 공격해, 세포가 회복할 수 없을 정도로 손상되면 결국 몸은 젊음의 균형을 잃고 그 어느 때보다 빠르게 노화를 겪는다. 실제로 작은 염증이라도 몸 안에 계속 유지되면 혈관, 신경, 관절과 같은 주요 조직이 조금씩 손상되며, 어느 순간 심대한 불건강 상태로 이끄는 지렛대 역할을 할 수 있다.

이와 반대로 구심력은 우리 몸을 다시 젊음의 상태로 끌어당기는 힘이다. 몸이 균형을 잃었을 때 최대한 빠르게 정상으로 돌아올 수 있게 하는 회복력과 복원력이 구심력의 핵심이다. 충분한 수면, 적절한 휴식, 꾸준한 명상과 호흡 훈련 등은 이 회복탄력성을 키워, 몸이 스트레스나 질병 등으로부터 빠르게 회복할 수 있는 강력한 지원군이 되어준다.

또한 적정량의 규칙적인 식사와 균형 잡힌 영양소의 섭취는 혈압과 혈당, 호르몬 균형을 유지하며 우리 몸을 다시 정상 범위로 끌어당긴다. 여기에 더해지는 근력운동과 유산소 운동은 근육의 힘과 심혈관 기능을 높여, 우리 몸이 외부의 자극에도 쉽게 흔들리지 않도록 하는 단단한 버팀목을 형성하게 되는 것이다.

사례 : 원심력으로 인해 무너진 균형, 정수 씨의 이야기

정수 씨(45세)는 직장에서의 잦은 야근과 스트레스, 불규칙한 식습관을 반복해오다 어느 순간부터 만성 피로와 두통, 체중 증가를 겪기 시작했다. 건강검진 결과 그는 고혈압과 혈당 상승 진단을 받았다. 이는 스트레스와 불규칙한 생활습관이 만든 '원심력'이 몸을 중심에서 밀어낸 대표적인 사례다. 이후 그는 수면 시간을 확보하고 운동과 식단을 개선하면서 원심력을 줄이고 건강을 회복할 수 있었다.

원심력과 구심력은 마치 끝없이 팽팽한 줄다리기를 하듯, 우리의 몸과 건강을 좌우하는 두 가지 중요한 길항 요소다. 평소 생활 습관이 부주의하고 스트레스나 환경 독소에 자주 노출된다면 원심력은 점점 강해지고 우리 몸은 빠르게 노화될 것이다. 하지만 작은 스트레스에도 민감하게 대응하고 충분한 휴식을 취하며, 몸에 좋은 식단과 꾸준한 운동으로 구심력을 키운다면, 우리 몸은 다시 젊음이라는 구심점을 향해 되돌릴 수 있다.

몸의 균형을 유지하는 두 가지 힘 : 원심력과 구심력

구분	구심력 몸을 건강한 중심점으로 끌어당김	원심력 몸을 중심점에서 벗어나게 밀어냄
대표 요인	규칙적인 수면, 운동, 균형 잡힌 식단, 스트레스 관리, 긍정적 관계	만성 스트레스, 수면 부족, 과식·가공식품, 운동 부족, 환경 독소
몸의 반응	부교감신경 활성화, 멜라토닌·세로토닌 증가, 회복 촉진, 면역 강화	교감신경 과활성화, 코르티솔·염증 증가, 대사 교란, 면역력 저하
결과	건강 유지, 노화 속도 지연	노화 촉진, 만성 질환 유발

이러한 조화로운 건강 실천을 통해서 우리는 노화를 늦추는 것을 넘어 이미 진행된 노화의 흔적마저 조금씩 되돌리는 역노화를 가져올 수 있다. 중요한 것은 얼마나 빠르게 원심력의 세부적인 실체와 인과 관계를 이해하고, 이를 구심력 요소들로 방어하고 차단하는 건강 회복탄력성을 발휘하느냐에 있다. 내 몸이 보내는 작은 불건강 신호에도 귀 기울이고, 가벼운 스트레스 증상이 있을 때마다 잠시 멈추어 가벼운 명상이나 스트레칭으로 몸과 마음을 다시 균형점으로 되돌리는 건강 루틴을 만들 수만 있다면, 결국 우리 몸은 노화의 흐름 속에서도 최대한 젊음을 오래 유지할 수 있는 항상성 노화의 길을 걸을 수 있는 것이다.

05

다시 돌아오는 힘
: 회복이 젊음을 지킨다

　복원력은 마치 탄성이 좋은 고무줄과 같은 힘이다. 일시적인 자극이나 스트레스, 과식, 수면 부족, 가벼운 감염 등으로 인해 몸이 잠시 중심점에서 이탈하더라도 다시 원래 상태로 돌아가게 만드는 능력이다. 가령, 우리가 몹시 피곤할 때 충분히 잠을 자고 나면 다시 힘을 되찾고 생활 에너지를 충전할 수 있는 것도 이 복원력 덕분이다. 항산화 효소, 면역 세포, 호르몬 등 복원 기능을 담당하는 신체 기관들이 활발히 작동하면서 세포를 재생하고 에너지를 회복해 몸의 균형을 빠르게 복구하기 때문이다.

　반면, 회복탄력성은 좀 더 넓고 다층적인 개념이다. 심신 모두에 해당하지만, 특히 정신적 측면을 강조하는 개념이다. 우리는 살아가며 크고 작은 장기적 스트레스와 환경적 충격에 끊임없이 노출된다.

그런 가운데서도 몸과 마음이 쉽게 무너지지 않고 오히려 더 단단하게 중심을 유지하려는 힘이 바로 회복탄력성이다. 예를 들어, 직장에서 지속적으로 받는 압박, 반복되는 야근이나 수면 부족, 만성적인 스트레스 같은 상황에서도 우리 몸은 균형을 회복하려 애쓴다. 이때 회복탄력성이 높은 사람은 쉽게 지치거나 병들지 않으며, 장기적으로 건강과 젊음을 유지할 가능성이 높다.

구분	복원력	회복탄력성
정의	단기적이고 일시적인 교란 후 빠르게 원상태로 복구하는 힘	장기적이고 만성적인 교란에도 균형을 유지하거나 다시 돌아오는 힘
작동시간	단기적(수 시간~수일 이내)	장기적(수 주~수 개월 이상)
예시 상황	피로, 일시적 스트레스, 가벼운 감염	만성 스트레스, 수면 부족, 장기적인 업무 압박
생리적 기전	급성 염증 해소, 세포 재생, 항산화 기전 활성화	호르몬 균형 조절, 자율신경계 안정화, 면역체계 장기적 조절
주요 호르몬	멜라토닌, 성장호르몬, 단기적 코르티솔 조정	코르티솔 장기적 조절, 세로토닌, 멜라토닌 균형 유지
개선하는 습관	충분한 수면, 휴식, 단백질 섭취	규칙적 운동, 스트레스 관리, 항염·항산화 식단
주요 효과	일시적 피로 회복, 단기적 손상 복구	만성질환 예방, 노화 지연, 장기적 건강 유지

우리는 삶에서 수많은 어려움을 마주한다. 이를 이겨내는 힘을 심리학에서는 회복탄력성이라 부른다. 회복탄력성이 높은 사람은

질병, 이혼, 실직, 재정 문제, 학대, 전쟁, 테러와 같은 극심한 스트레스 상황에서도 용기를 잃지 않고 희망과 의욕을 유지한다. 반면 회복탄력성이 낮은 사람은 작은 난관에도 쉽게 좌절하고 다시 일어서지 못한다.

회복탄력성은 크게 세 가지 요소로 이루어진다. 첫째, 어려운 상황에서도 긍정적으로 사고하는 능력, 둘째, 감정을 조절하며 스스로를 다잡는 자기조절력, 셋째, 타인의 감정을 이해하고 공감하는 힘이다. 이 세 가지가 조화를 이룰 때 비로소 우리는 더욱 단단한 회복력을 갖게 된다.

심리학자 멕 제이Meg Jay는 이처럼 특별히 강한 회복탄력성을 지닌 사람들을 '슈퍼노멀Supernormal'이라 정의했다. 이들은 역경 속에서도 처지를 비관하거나 분노에 빠지지 않고, 오히려 현재의 과제와 미래의 목표에 집중한다. 분명한 인생의 방향성을 가지고 매 순간 주어진 도전에 최선을 다하는 것이다. 역경을 이겨내는 힘은 단순한 생존을 넘어, 우리 모두가 지향해야 할 '슈퍼노멀'의 능력이다.

회복탄력성으로 삶의 질과 젊음을 지키는 법

회복탄력성을 높이는 방법은 매우 다양하지만 결국 일상에서 꾸준히 실천할 수 있는 습관으로 정착되어야 한다. 예를 들어 하루 7~8시간의 규칙적인 수면은 신체가 받은 스트레스를 재정비하는 데 필수적이다. 항산화 영양소가 풍부한 식품을 꾸준히 섭취하면 체내 활성산소를 억제하여 세포의 손상과 노화를 최소화할 수 있다.

근력 운동 또한 매우 중요한 습관이다. 적절한 근육량은 질병이나 스트레스를 겪은 이후에도 빠르게 신체가 회복할 수 있는 기반이 되며, 지속적으로 운동한 사람들은 그렇지 않은 사람보다 월등히 빠른 회복력을 보인다는 연구 결과들이 계속해서 나오고 있다.

여기에 더해 심리적 안정과 사회적 지지도 간과해서는 안 되는 요소다. 스트레스나 어려움을 겪었을 때 믿고 의지할 수 있는 가족과 친구, 사회적 관계망이 견고하게 형성되어 있다면 정서적 충격에서 빠르게 회복할 수 있고, 이는 신체적 회복에도 큰 도움이 된다. 평소 명상이나 호흡법, 긍정적 사고방식을 습관화한 사람은 실제로 몸속에서 스트레스 호르몬의 분비를 빠르게 정상화시키고 염증 반응을 효과적으로 억제할 수 있다.

이렇게 작은 습관들이 쌓이면 회복탄력성이라는 강력한 방패가 형성되고, 이 방패는 노화를 촉진하는 외부 자극으로부터 우리를 보호하게 된다. 반대로 회복탄력성이 낮다면, 아무리 건강한 상태라도 한 번의 큰 스트레스나 질병으로 급격히 무너지고 만성적인 건강 악화의 길로 들어서게 될 위험이 높아진다.

결국 회복탄력성은 평생을 건강하게 살아가기 위해서도, 젊음을 더 오래 유지하기 위해서도 결코 무시할 수 없는 열쇠다. 우리는 매일 크고 작은 충격과 변화 속에서 살아가지만, 회복탄력성을 높이기 위한 일상의 작은 노력들이 더해지면 그 어떤 충격에도 쉽게 흔들리지 않고 더 오래, 더 건강하게 살아갈 수 있는 힘을 얻을 수 있을 것이다.

나의 회복탄력성 자가진단 테스트

다음 문항 중 '매우 그렇다'고 느끼는 항목에 ○표를 하세요.

1. 나는 현재의 삶에 만족한다. ☐
2. 나는 어려운 일이 생겼을 때 감정을 다스릴 수 있다. ☐
3. 나는 해야 할 일이 있으면 한눈팔지 않고 매진한다. ☐
4. 나는 주변에서 일어난 일들의 원인을 잘 아는 편이다. ☐
5. 나는 상황에 맞게 대화를 잘 이끌어가는 편이다. ☐
6. 나는 다른 사람의 감정을 잘 읽는 편이다. ☐
7. 나는 주변 사람들에게 많은 사랑과 관심을 받고 있다. ☐
8. 나는 어려운 일을 솔직하게 이야기할 친구가 있다. ☐
9. 나는 어려운 일을 겪을 때마다 다 잘 해결될 거라고 믿는다. ☐
10. 나는 주변 사람들에 대한 감사의 마음이 크다 ☐

결과 해석

- 표가 8개 이상이면, 당신의 회복탄력성은 매우 높은 편이다. 어지간한 어려움에는 흔들리지 않는 단단한 마음 근력을 갖추고 있다.

- 표가 6개 이상이면, 회복탄력성은 보통 수준이다. 대부분의 역경은 잘 이겨낼 수 있지만, 예상치 못한 큰 어려움 앞에서는 힘들 수 있다.

- 표가 5개 이하라면, 회복탄력성은 낮은 편이다. 비교적 작은 어려움에서도 큰 스트레스를 받거나 고통을 느낄 수 있다. 회복탄력성을 높이기 위한 다양한 심리 훈련이 필요하다. 새로운 난관이 닥쳤을 때 쉽게 무너질 수 있다. 해결책을 미루는 성향도 있을 수 있으니, 자신의 상태를 솔직히 인정하고 마음의 힘을 높이기 위한 노력을 시작해야 한다. 필요하다면 전문가의 도움을 받는 것도 바람직하다.

06

노화의 방향을 바꾸는
두 개의 루프

우리 몸은 한 번의 자극과 반응으로 끝나지 않는다. 인체의 모든 시스템은 끊임없이 주변 환경과 상호작용하며 균형을 유지하거나 때로는 무너뜨리기도 한다. 이 복잡한 조율 과정의 중심에는 '피드백 루프Feedback Loop'라는 생리학적 원리가 숨어 있다.

피드백 루프란 우리가 어떤 행동이나 자극을 받았을 때, 그 반응이 다시 원래의 자극을 조절하는 시스템을 말한다. 이 메커니즘이 어떻게 작동하느냐에 따라 몸은 건강을 유지하거나, 반대로 질병과 노화로 기울 수 있다.

피드백 루프에는 두 가지 종류가 있다. 하나는 균형을 유지하는 핵심 장치인 '음성 되먹임Negative Feedback', 다른 하나는 자극을 강화해 흐름을 극단적으로 몰아가는 '양성 되먹임Positive Feedback'이다.

음성 되먹임은 말 그대로 몸이 적정 범위를 벗어나지 않도록 균형을 잡아주는 시스템이다. 앞서 설명한 구심력의 작용이 바로 이 과정을 통해 일어난다. 예컨대 식사 후 혈당이 오르면 인슐린이 분비되어 혈당을 낮추고, 정상 수준으로 돌아오면 인슐린 분비도 줄어든다. 스트레스를 받을 때 코르티솔이 증가하지만, 상황이 해소되면 다시 줄어드는 것도 같은 원리다. 이처럼 음성 되먹임은 우리 몸의 항상성을 유지하는 필수 장치다.

반면, 양성 되먹임은 자극이 반복될수록 점점 더 강화되어 불균형을 심화시킨다. 긍정적인 경우도 있다. 대표적으로 출산 시 자궁 수축이 시작되면 옥시토신이 분비되어 더 강한 수축을 유도하는 과정이 그렇다. 그러나 노화의 관점에서 양성 되먹임은 종종 해로운 방향으로 작용한다. 만성 스트레스에 빠지면 코르티솔 수치가 계속 높아지고, 몸은 장기간 긴장 상태에 머문다. 이로 인해 면역력은 떨어지고 염증은 늘어나며, 노화는 가속화된다. 고혈당이나 비만 같은 대사질환에서도 마찬가지로 악순환이 이어진다. 이런 패턴이 반복되면 몸은 회복력을 잃고 섬섬 더 쉽게 병들게 된다. 정리하자면 아래와 같다.

음성 되먹임
- 몸이 균형을 잃었을 때 빠르게 원래 상태로 복귀한다.
- 스트레스, 혈당, 혈압 등의 일시적 문제를 스스로 해결한다.
- 건강한 생활습관을 통해 그 기능을 강화할 수 있다.

> **양성 되먹임**
> - 균형이 무너진 상태가 반복되어 점점 악화되는 악순환 구조다.
> - 만성 스트레스, 고혈당, 비만 등으로 인해 빠른 노화를 유도한다.
> - 초기 인지와 적극적인 중재가 반드시 필요하다.

결국, 노화가 빨라지는 가장 큰 이유는 음성 되먹임 시스템이 제대로 작동하지 못하고, 양성 되먹임의 악순환에 빠지기 때문이다. 이로 인해 몸은 지속적으로 스트레스를 받으며, 정상적인 균형을 회복하지 못하게 된다.

몸의 균형을 회복하는 3가지 습관

우리 몸의 건강과 노화 속도를 결정짓는 핵심은 두 가지 피드백 루프가 얼마나 조화롭게 작동하느냐에 달려 있다. 음성 되먹임이 잘 작동하면 일시적으로 균형이 흔들리더라도 곧 회복할 수 있다. 그러나 양성 되먹임이 우세해지면 불균형은 점점 커지고, 결국 만성 질환과 빠른 노화로 이어진다.

그렇다면, 우리는 어떻게 음성 되먹임을 강화하고 양성 되먹임의 악순환을 멈출 수 있을까? 첫 번째는 일상 속 작은 습관을 통해 몸의 균형 시스템을 꾸준히 지켜주는 것이다. 규칙적인 수면, 적절한 운동, 균형 잡힌 식사는 음성 되먹임이 원활하게 작동하도록 돕는다. 명상이나 깊은 호흡 같은 습관도 스트레스 해소에 효과적이다.

두 번째는 반복되는 악순환의 초기 신호를 빠르게 인지하고 조치를 취하는 것이다. 혈당이 자주 출렁인다면 식단과 운동 패턴을 조정하고, 스트레스가 쌓인다면 의식적으로 휴식 시간을 확보해야 한다.

세 번째는 정기적인 점검과 피드백이다. 몸의 상태를 주기적으로 확인하고 조절하는 습관은 음성 되먹임의 회복력을 높이는 데 효과적이다. 혈당, 혈압, 체중 등 기본적인 건강 지표를 주기적으로 기록하고 피드백 루틴을 만들어가는 것이 중요하다.

우리는 스트레스를 피할 수는 없지만, 스트레스를 받은 후 얼마나 빨리 몸을 안정된 상태로 되돌릴 수 있는지가 훨씬 더 중요하다. 건강과 노화를 결정짓는 것은 교란이 있었느냐가 아니라, 그 교란 이후 몸이 균형을 얼마나 잘 회복하느냐이다.

음성 되먹임의 회복력이 좋은 몸은 쉽게 노화되지 않는다. 반면, 양성 되먹임의 악순환에 빠진 몸은 빠르게 지치고 노화와 질병의 위험에 노출되기 쉽다. 결국, 작은 습관이 음성 되먹임의 힘을 키우고, 양성 되먹임의 고리를 끊는 열쇠가 된다.

우리 몸의 균형과 노화 속도는 결국 어떤 피드백 루프를 신뢰하느냐에 달려 있다. 지금부터라도 음성 되먹임의 회복력을 믿고, 그것을 돕는 습관을 하나씩 실천해 간다면, 우리는 지금보다 훨씬 천천히 늙고 오래도록 활기찬 삶을 누릴 수 있을 것이다.

노화를 막는 힘
: 사소한 교란과 만성 교란의 균형

　우리 몸은 매일 크고 작은 교란을 겪으면서도 놀라운 구심력과 회복탄력성을 발휘한다. 가끔 밤늦게까지 일을 하거나 식사를 거르는 등의 작은 혼란이 발생하더라도, 충분한 휴식과 적절한 영양 공급이 이루어지면 몸은 빠르게 정상 상태로 돌아온다. 이처럼 신체가 스스로 조절하고 회복할 수 있는 수준의 자극을 '사소한 교란'이라 부를 수 있다.

　사실 가벼운 운동이나 적당한 스트레스는 오히려 몸의 회복력을 높이는 긍정적인 자극으로 작용하며, 이른바 호르메시스 hormesis 효과를 발휘한다. 호르메시스란 소량의 유해 자극이 생명체에 유익한 반응을 이끌어낼 수 있다는 개념으로, 적절한 스트레스가 오히려 신체 방어 기전을 강화하고 건강을 증진시킨다는 이론이다.

간헐적 단식, 따뜻한 샤워 후의 찬물 샤워(1분 내외), 쓴맛을 지닌 음식 섭취, 참을 수 있는 고통을 견디는 행위 등은 모두 신체의 항상성을 높이고 구심력을 강화하는 긍정적인 스트레스로 작용한다.

하지만 처음에는 사소한 수준의 교란이더라도, 이것이 반복적으로 지속되거나 강도가 점점 세질 경우 전혀 다른 결과를 낳게 된다. 회복할 여력을 상실한 몸은 결국 '만성 교란' 상태로 진입하게 된다. 이 시점부터는 항상성이 무너지고, 만성질환과 노화가 빠르게 진행되는 '과속 노화의 고속도로'를 타게 된다.

예를 들어, 매일 밤늦게까지 야근을 반복하고, 끊임없는 스트레스에 시달리며, 불규칙한 식습관을 이어가다 보면 어느 순간 몸은 스스로 감당할 수 있는 한계를 넘어선다. 결국 이는 건강의 티핑포인트tipping point를 초과하게 되는 상황으로 이어진다.

티핑포인트란 작은 변화들이 축적되어 어느 순간 큰 변화를 초래하는 임계점을 의미한다. 즉, 일정한 한계점에 도달하면 아주 작은 자극 하나에도 신체 시스템 전체가 급격하게 변화하거나 무너질 수 있다.

물론, 우리는 자신의 건강 티핑포인트를 사후적으로 인지할 수는 있다. 하지만 그것을 직접 경험하지 않도록 사전에 관리하는 것이 무엇보다 중요하다. 일단 티핑포인트를 넘어서는 순간, 신체는 기하급수적으로 무너지기 시작하며 복원이 매우 어렵기 때문이다.

가령, 당뇨병은 대표적인 건강 티핑포인트 중 하나다. 극히 일부 사례에서는 당뇨병 진단 이후에도 생활 습관의 극적인 개선을 통해 회복된 경우가 존재한다. 그러나 대부분의 경우 인슐린 저항성이 심화되고 고인슐린증이 나타나는 '당뇨 전단계'를 넘어 당뇨병에 이르게 되면, 그 이후에는 사실상 되돌리기 어렵다.

약물을 통해 혈당을 정상 범위로 유지할 수는 있지만, 췌장의 베타 세포 기능을 본래 상태로 회복시키는 일은 거의 불가능에 가깝다. 결국 이러한 티핑포인트를 넘지 않도록, 그 임계점을 최대한 늦추는 것이 노화 지연과 건강 수명을 위한 최선의 전략이다.

더욱이 건강 티핑포인트는 단일하게 발생하지 않는다. 여러 시스템에서 동시다발적으로 발생할 수 있다. 예를 들어, 혈압과 혈당, 호르몬 균형이 동시에 흔들리고, 전신 곳곳에서 만성 염증이 발생하면서 노화를 가속화하는 악순환이 시작될 수 있다.

그렇다면 사소한 교란이 만성 교란으로 바뀌는 결정적인 순간은 언제일까? 다양한 요인이 있을 수 있지만, 가장 일반적인 원인은 몸이 충분한 회복 기회를 얻지 못할 때이다. 일시적인 피로를 무시하고 지속적인 과로를 이어가면, 신체는 점차 회복력을 잃어간다. 충분한 휴식 없이 스트레스와 불규칙한 생활 습관이 누적되면 결국 만성 교란의 문턱을 넘게 된다.

사소한 교란 vs 만성 교란 비교

구분	사소한 교란 (몸이 쉽게 복구 가능)	만성 교란 (몸의 한계를 넘어선 상태)
지속 기간	짧고 일시적	장기간 반복적, 지속적
자극 강도	가볍거나 일회성 자극	강하거나 자극이 축적된 상태
몸의 대응	음성 피드백이 정상적으로 작동해 빠르게 복원	음성 피드백이 약해지고 양성 피드백 악순환 시작
회복력	높음 (금방 정상 상태로 회복 가능)	낮음 (회복이 더디거나 거의 불가능)
전형적 예시	하루 이틀의 수면 부족, 일회성 과식·과로	잦은 야근, 만성적 스트레스, 불규칙한 생활습관
몸의 영향	오히려 적절한 자극으로 몸의 회복탄력성 향상 가능 (호메시스 효과)	세포·조직 손상 누적, 만성 염증, 질병·노화 가속
대응 전략	휴식·영양 보충으로 금방 교정 가능	생활습관 전체 교정, 장기적이고 점진적 접근 필요

회복력이 곧 젊음이다 : 일상이 바꾸는 노화의 속도

그렇기에 만성 교란을 예방하려면 몸의 작은 신호에도 민감하게 대응하는 습관을 가져야 한다. 지나치게 건강에 집착하라는 뜻이 아니라, 건강 적신호에 관한 충분한 의학적 지식을 갖춘 뒤, 그 기준에 따라 내 몸에 나타나는 이상 신호를 빠르게 인지하고 신속하게 대응하는 기민한 태도를 지녀야 한다.

무엇보다도 중요한 것은 피로감이나 가벼운 불편함이 느껴질 때 바로 쉬는 것이다. 스트레스의 초기 신호가 감지될 때마다 짧은 명상이나 산책으로 교감신경을 진정시키고, 규칙적이고 영양이 풍부한 식사를 통해 몸이 항상성을 유지할 수 있도록 돕는 것이 중요하다.

실제로 우리 몸의 각 기관은 항상성을 잃었다가도 회복될 수 있는 여지를 가지고 있다. 예를 들어, 뇌는 만성적인 수면 부족과 스트레스가 지속되면 기억력과 집중력이 떨어지고 신경세포가 손상된다. 그러나 충분한 수면과 적절한 스트레스 관리만으로도 뇌는 놀라울 만큼 빠르게 회복된다. 규칙적인 수면은 뇌 속 노폐물을 제거하고 코르티솔 수치를 안정화시켜, 인지 기능과 감정 조절 능력을 되살리며 노화 속도를 늦춘다.

근육 역시 운동 부족과 잘못된 식습관으로 인해 빠르게 노화되지만, 주 3회 정도의 간단한 근력 운동과 유산소 운동만으로도 인슐린 감수성과 근육량이 개선되어 노화를 늦출 수 있다.

심혈관계 또한 잦은 스트레스와 고염분 식단으로 손상되기 쉽지만, 저염식과 꾸준한 유산소 운동으로 혈압과 혈관 기능을 빠르게 회복할 수 있다.

소화기 역시 규칙적이고 균형 잡힌 식단을 통해 장내 미생물 균형을 회복하면 만성 염증을 줄이고 장 건강을 개선할 수 있다.

면역계 또한 만성 염증과 피로가 누적되면 쉽게 약화되지만, 항산화 성분이 풍부한 음식을 섭취하고 충분히 휴식하면 면역세포가 회복되어 전신 노화의 속도를 늦출 수 있다.

이처럼 우리 몸의 각 기관은 항상성을 잃으면 노화와 질병이 빠르게 진행되지만, 동시에 회복 가능성 또한 높다는 특징을 가진다.

적절한 생활습관을 유지하고 몸이 보내는 작은 신호에 귀를 기울이면, 항상성의 복원력을 최대한 이끌어내 노화 속도를 충분히 늦출 수 있다.

결국 건강한 노화, 즉 '항상성 노화'의 핵심은 사소한 이상 신호를 무시하지 않고, 만성적인 교란으로 번지기 전에 적극적으로 대응하는 데 있다. 작고 꾸준한 습관의 변화가 몸의 회복력 스위치를 켜게 하고, 그 결과 우리는 더 건강하고 활기차게, 오랜 시간을 살아갈 수 있다.

2장

항상성을 잃은 현대인, 노화의 가속페달을 밟다

01
현대 문명의 덫
: 편리함이 만든 불균형

02
쉴 틈 없는 몸과 마음
: 오티움의 실종

03
스트레스에 잠식된 몸,
노화의 회로에 갇히다

04
숨 쉬는 것조차 위험하다
: 환경 독소가 무너뜨린 생체균형

05
달콤한 유혹이 부르는
쓰디쓴 노화

06
몸과 마음을 잇는 숨은 축,
항상심의 균형

01

현대 문명의 덫
: 편리함이 만든 불균형

　우리는 역사상 가장 편리한 시대를 살고 있다. 스마트폰 하나로 언제든 다른 이와 소통할 수 있고, 클릭 몇 번이면 어디서든 음식을 배달받을 수 있으며, 교통과 쇼핑, 의료를 비롯한 거의 모든 문제까지도 온라인 플랫폼을 통해 간단히 처리할 수 있다. 하지만 아이러니하게도 편리한 현대 문명은 우리를 더욱 불편하고 불안한 상황으로 몰아가고 있다. 이를 편리함이 가져온 '불쾌한 골짜기Uncanny Valley'라고 부른다.

　불쾌한 골짜기 이론은 일본의 로봇 공학자 모리 마사히로森政弘가 로봇이 인간을 어설프게 닮을수록 오히려 불쾌함이 증가한다는 주장에서 시작된 이론이다. 사람을 닮은 존재가 보여주는 익숙함과 낯섦의 충돌, 위협감, 윤리적 불안감, 감정 이입의 어려움 등이 이런 불쾌한 골짜기를 경험하게 한다는 것이다.

현대 문명의 발달, 건강과 자유를 잃게 하다

기업들은 현대 문명의 상품을 팔 때 사람들이 느끼는 강력한 저항감과 불쾌감을 무력화하기 위해 애쓰곤 했다. 상품을 최대한 편리하게 만들뿐만 아니라 미적으로도 훌륭하게 만들기 위해 노력해 기계에 대한 거부감을 줄인 것이다. 여기서 끝이 아니다. 판매하려는 제품에 쾌락적인 특성들을 가미해 사람들이 더 적극적으로 그 상품을 사고, 서비스를 이용할 수 있도록 이끌었다. 그 결과 사람들은 상품 표면에 드러나는 아름다움과 편리함, 활용성에만 주목하여 불쾌한 골짜기를 쉽게 인지하지 못하는 지경에 이르렀다.

하지만 현대 문명 속 제품들은 기업이 말하는 것처럼 결코 편리하고 매력적이기만 한 것은 아니다. 우리는 그 편리함과 아름다움에 현혹되어 계속 사용하다가 결국 불건강의 늪에 빠지고, 과속 노화의 길을 걷게 된다. 엘리베이터, 에스컬레이터, 자동차 같은 자동 이동 수단과 오랫동안 같은 자세를 강요하는 스마트폰·컴퓨터 작업은 우리의 근육과 활력을 빠르게 잠식한다.

따라서 우리는 문명의 편리함 뒤에 숨은 불편함과 불건강에 불쾌감을 기를 필요가 있다. 그래야만 다시 몸을 일으켜 움직이고, 잃어버린 항상성을 회복할 수 있다. 대중매체에서 쉽게 접해온 '타잔'의 이야기 역시 우리에게 문명에 대한 반감이 아니라, 자연 속에서 누리던 건강과 자유를 되찾아야 한다는 메시지를 전해준다.

이야기 속에서 타잔은 제인을 따라 뉴욕에 오게 된다. 뉴욕으로 온 타잔은 낯선 환경에 내내 갑갑함에 시달리며 자유롭지 않다는 생각에 괴로워한다. 그러다가 결국, 몇 가지 사건에 휘말리며 법정에 선다. 법정에서 판사는 타잔에게 나중에 뭐가 될 거냐고 묻는다. 그러자 타잔은 "자라서 태양의 형제 되고, 비의 친구 되고 다른 사람에게 해 안 끼치고 남의 물건을 탐내지 않고, 좋은 사람, 행복한 사람"이 될 거라고 말한다. 결국 도시의 삶에 지친 타잔은 자유와 활력이 없는 도시의 삶을 버리고 다시 정글로 돌아간다.

자연에서 자유롭게 살아온 타잔은 도시 문명의 불쾌함을 곧바로 느낄 수 있었지만, 우리는 그렇지 않다. 도시에서 태어나 문명에 젖어든 우리는 불건강한 삶에 억눌려 있는지도 모른 채 살아간다.

독일의 작가이자 과학 전문기자인 요르크 블레히Jorg Blech는 『석기시대 인간처럼 건강하게』에서 현대인이 빠져 있는 편리한 문명이 결국 노화와 불건강을 초래하는 핵심 원인이라고 지적한다. 그는 만약 자신이 처한 불건강의 늪을 깨닫고 다시 석기시대 인간처럼 신체활동과 운동에 힘쓸 수만 있다면, 몸의 항상성과 균형을 지킬 수 있을 것이라고 강조한다.

이제 우리는 눈을 크게 뜨고, 우리가 어떤 삶을 살고 있는지 냉정히 돌아봐야 한다. 이미 생체 리듬은 무너졌다. 근력은 어항 속 금붕어보다 약하며, 활력은 갇혀 지내는 가축보다 못하다. 그 사실을 인정하는 순간, 우리는 현대 문명이 남긴 불건강의 '불쾌한 골짜기'를 마주하게 될 것이다.

현대 문명이 무너뜨린 생체 리듬

우리는 본래 해가 뜨고 지는 자연의 리듬에 맞춰 살아왔고, 신체 역시 그 주기에 따라 가장 잘 작동하도록 설계되었다. 하지만 도시화와 산업화로 인해 우리의 몸은 인공적 환경에 끊임없이 노출되면서 생체리듬의 균형이 깨지기 시작했다. 이는 다음과 같다.

① 멜라토닌 불균형 문제

우선 멜라토닌에서 문제가 발생한다. 도시 생활에 적응을 하면 할수록 체내 멜라토닌이 빠르게 말라간다. 태어났을 때는 잠을 잘 자던 아이었을지 모르지만, 성장과 동시에 현대 문명에 익숙해지면서 어느새 밤새 잠 못 드는 수면 장애를 가진 사람이 되고 마는 것이다.

특히, 도시의 빛 공해와 수많은 소음, 휴대폰과 컴퓨터 화면에서 쏟아지는 블루라이트(청색광)는 '서캐디언 리듬'이라고도 불리는 우리의 수면 각성 주기를 심각하게 교란한다. 그중에서도 빛 공해는 수면의 질을 떨어뜨리고, 결과적으로 신체와 정신의 항상성을 무너뜨리는 주범이다.

미국 국립수면재단NSF에 따르면 현대인의 60% 이상이 만성적인 수면 부족과 불면증을 호소하고 있으며, 이러한 수면 부족이 지속되면 면역력 저하, 만성 피로, 우울증 및 불안과 같은 정신질환까지 초래할 수 있다고 경고한다. 도시의 밤이 밝아질수록, 당신의 건강은 암담해지는 것이다.

② 심혈관 질환과 당뇨병 위험 증가

과거 인류는 한 끼 식사를 위해 하루 종일 노동해야 했다. 그러나 이제는 시간과 상관없이 언제든 쉽게 편의점과 배달 앱, 심야 영업 음식점을 이용할 수 있다. 하루 24시간 끊임없이 음식을 먹을 수 있는 환경이 된 것이다.

그런 상황 속에서 야근과 교대 근무는 우리의 자연적인 식사와 휴식의 주기를 혼란스럽게 만든다. 특히 늦은 밤의 식사는 인슐린 저항성을 높이고, 비만과 대사증후군을 촉진하는 주요 요인으로 작용한다. 실제로 미국 존스홉킨스의대의 연구에 따르면 밤늦은 식사가 습관화된 사람들은 심혈관 질환과 당뇨병의 위험이 크게 증가했다.

③ 디지털 과부하 문제

위의 두 가지 문제보다 더욱더 심각한 것은 바로 디지털 과부하다. 디지털 시대가 열리면서 우리는 쉴 새 없이 쏟아지는 정보의 홍수 속에 살고 있다. SNS, 이메일, 메신저 알림은 우리의 뇌를 상시 자극하고, 이로 인해 교감신경이 끊임없이 활성화되어 스트레스 호르몬이 지속적으로 분비된다. 하버드 의대의 한 연구는 현대인의 디지털 미디어 사용 시간이 하루 평균 10시간을 넘어서며, 그로 인해 주의력 저하와 우울, 불안이 증가하고 있다고 지적한다.

현대 문명의 함정이 우리 몸에 미치는 영향

종류	증상
빛 공해 · 소음 공해	수면 장애, 만성 피로, 스트레스 증가
심야 음식 섭취	인슐린 저항성 증가, 대사증후군 촉진
디지털 과부하	주의력 저하, 교감신경 항진, 스트레스 호르몬 과다 분비

편리함 뒤에 숨은 불균형, 우리가 잃어버린 리듬

일본의 생리학자 미야자키 요시후미 교수宮崎良文는 우리의 몸이 점점 빠르게 노화하고, 만성질환이 잦아지는 가장 큰 이유가 자연과 멀어진 생활 리듬 때문이라고 말한다. 실제로 현대 문명의 편리함은 우리 몸의 균형을 무너뜨리고, 눈에 보이지 않는 건강 불균형을 조용히 키운다. 우리는 편리함 속에 불건강의 씨앗이 숨어 있다는 사실을 인식해야 한다.

20세기 이후 인간의 평균수명은 눈에 띄게 늘어났지만, 그에 비례해 건강하게 사는 시간은 오히려 줄어들었다. 세계보건기구WHO는 현대인이 평균적으로 인생의 마지막 10년을 만성질환과 장애 속에서 보내고 있다고 보고한다.

한국 역시 상황은 마찬가지다. 더 이상 오래 사는 것이 곧 건강하게 사는 것을 의미하지는 않는다. 기대수명이 전년보다 약 1년 줄어들었기 때문이다. 1970년 62.3세였던 한국인의 기대수명은 꾸준히 증가해 2021년 83.6세로 최고치를 기록했지만, 2022년에는 감소

세로 전환되었다. 기대수명이 82.7세라고 해도, 그 안에는 건강하게 사는 시기인 '건강수명'과 질병이나 사고로 고통 받는 '유병 기간'이 함께 포함된다. 2022년 출생아의 건강수명은 65.8년(남자 65.1년, 여자 66.6년)으로 추정되며, 유병 기간은 평균 16.9년(남자 14.8년, 여자 19년)이다. 즉, 한국인은 약 65년은 건강하게 살지만, 남은 약 17년은 병 치레를 하며 지내게 된다는 뜻이다.

문제는 기대수명이 83세에 이르렀다는 사실보다, 그중 약 17년을 차지하는 불건강한 시간을 얼마나 줄일 수 있느냐에 달려 있다. 현대 문명은 건강을 증진하는 다양한 기술과 제도를 제공하지만, 동시에 우리 몸이 지닌 본래의 회복력을 지속적으로 억누르기도 한다. 낮과 밤의 경계가 흐려지고, 휴식과 일의 구분이 모호해지며, 인간관계마저 디지털로 옮겨가면서 우리는 점점 더 몸과 마음의 균형을 잃어가고 있다.

실제로 주변을 보면 몸의 항상성을 잃고 불균형한 상태로 살아가는 사람들이 많다. 하지만 그렇다고 해서 우리가 모두 도시를 떠나 자연으로 돌아갈 수는 없다. 직업과 일상이 얽혀 있는 현대인의 삶을 포기할 수 없다면, 이제는 그 안에서 균형을 회복할 방법을 찾아야 한다.

그렇다면 문명이 무너뜨린 균형을 어떻게 회복할 수 있을까? 해답은 도시 안에서 원시인처럼 살아가는 데 있다. 문명에 기대되면서도 스스로의 몸을 자연에 가깝게 유지하려는 노력이 필요하다는 말이다. 가능하면 자주 몸을 움직이고, 밤이 되면 충분히 쉬며, 낮과 밤의 리듬을 따르는 삶을 실천해야 한다. 일할 때는 문명인의 역할을 다하되, 일에서 벗어난 시간에는 몸을 자유롭게 움직이며 본래의 리듬을 회복하는 것이 중요하다. 여기서 끝이 아니다. 우리 몸과 마음이 본래 지닌 리듬을 다시 회복하는 일이다. 이를 위해서는 디지털 단식을 꾸준히 실천하고, 밤에는 인공조명을 줄이며, 규칙적인 식사와 휴식을 통해 생체 리듬을 되살려야 한다.

도시에서도 자연과의 접촉을 늘릴 방법은 얼마든지 있다. 산림욕은 스트레스 호르몬인 코르티솔cortisol 수치를 낮추는 가장 효과적인 방법 중 하나다. 아니면 집에서 식물을 기르는 것도 좋다. 집 안의 햇볕 드는 곳에 식물을 기르면, 그 공간은 생명이 자라는 장소로 바뀐다.

이처럼 의식적이고 적극적으로 몸을 자연과 연결하면, 현대 문명이 만들어 낸 불쾌한 골짜기에서 벗어나 우리 몸의 항상성을 회복할 수 있다.

쉴 틈 없는 몸과 마음
: 오티움의 실종

장자에는 이런 우화가 전해진다.

"어떤 사람이 자기 그림자가 두렵고 자기 발자국이 싫어 이것들을 떠나 달아나려 했는데, 발을 더 자주 움직일수록 발자국은 더 많아졌고, 빨리 뛰면 뛸수록 그림자는 내 몸에서 벗어나지 않았다. 그래도 그는 그것이 자신이 더디게 뛰는 까닭이라 여기고 쉬지 않고 뛰었고 결국 힘이 빠져 죽고 말았다. 그는 그늘 속에서 쉬면 그림자가 사라지고, 고요하게 있으면 발자국이 생기지 않는다는 사실을 알지 못했다."

나무 그늘에 잠시 쉬면 될 것을 쉬지 못하고 계속 뛰었으니 금방

죽을 수밖에 없는 것이다. 현대인은 이렇게 '오티움$_{otium}$'을 잃어버린 존재다. 오티움은 사전적 의미인 '여가'라는 뜻보다는 '내 영혼에 기쁨을 주는 능동적 여가 활동'이라는 뜻에 가깝다.

로마 시대 사람들에게 오티움은 단순히 일하지 않는 시간, 여가를 뜻하지 않았다. 그것은 진정한 휴식이자 자신을 위한 내적 여유였다. 스토아 철학자 키케로$_{Marcus\ Tullius\ Cicero}$는 이를 '오티움 쿰 디그니타테$_{otium\ cum\ dignitate}$', 즉, 품격 있는 여가로 정의했다. 또한, 오티움을 적극적인 사회 참여를 피하면서 평온과 안정의 정신 상태를 꾀하는 일이라고 했다. 키케로는 이 품격 있는 여가 시간에 대부분 글쓰기를 하며 보냈다.

그러나 현대인은 이러한 오티움을 거의 잃어버리고 말았다. 아침에 눈을 뜨자마자 이메일을 확인하고, 퇴근 후에도 스마트폰 속 메시지와 업무에 묶여 있다. 일을 하지 않을 때조차 일 생각에서 벗어나지 못하는 삶을 살고 있는 것이다.

특히, 도시 환경은 우리의 생체리듬을 끊임없이 교란한다. 밤에도 꺼지지 않는 빌딩 숲의 불빛은 뇌가 자연스럽게 휴식 모드로 들어가는 것을 방해한다. 사무실의 형광등, 끝없이 울리는 알림음, 심지어 휴식 시간에도 손에서 놓지 못하는 스마트폰 화면은 우리의 뇌가 휴식 모드로 들어갈 기회를 완전히 차단한다. 이렇게 낮과 밤의 자연적 경계가 사라지면 몸은 언제 회복해야 할지 혼란을 겪게 되는 것이다.

자기 착취가 건강 종말로 귀결될 때

재독 철학자 한병철 교수는 자본주의 사회를 살아가는 우리가 자기 자신을 착취하는 이른바 '자기 착취'에 세뇌되고 있다고 말한다. 자기 착취가 마치 자유로운 선택처럼 느껴지게 만들어, 타인의 착취보다 더 효율적으로 사람들이 스스로를 더욱 열심히 일하게 만든다는 것이다. 더불어 이러한 역설적인 자유가 성과 중심 사회에서 발생하는 정신질환의 근원이라고도 꼬집었다.

끊임없이 스스로를 일터로 내모는 자기 착취와 능력주의 신념은 우리가 항상성과 항상심을 잃도록 만드는 주요한 원인이다. 쉬지 않고 건강을 돌보지 않은 채 계속해서 일에만 몰두하는 삶은 신체의 균형을 해치고, 평정심을 무너뜨리며, 건강을 지키는 기본 원칙들을 흔들리게 한다. 한 마디로 생체리듬, 즉 자연의 시간표를 철저히 무너뜨린다는 것이다.

우리 몸에는 고유의 생체 리듬이 존재한다. 이를 하루 주기 리듬, 활동일주기, 일주율, 또는 일주기리듬이라 부른다. 최근에는 일반적으로 '서케디언 리듬 circadian rhythm'이라는 명칭으로 통용되고 있다.

서케디언 리듬은 낮과 밤의 변화에 맞춰 24시간 주기로 우리 몸에서 일어나는 다양한 생리적 변화를 조절하는 생체 시계다. 이 리듬은 세로토닌, 도파민, 성장 호르몬, 테스토스테론 등 건강 유지에 필수적인 호르몬의 생성에 깊이 관여한다. 무엇보다 수면의 주기와 깊이를 결정하는 핵심 요소이기도 하다.

서캐디언 리듬 덕분에 수면과 각성, 호르몬 분비, 체온 변화 등 우리의 생리적 활동이 일정한 주기를 가지고 항상성을 유지할 수 있다.

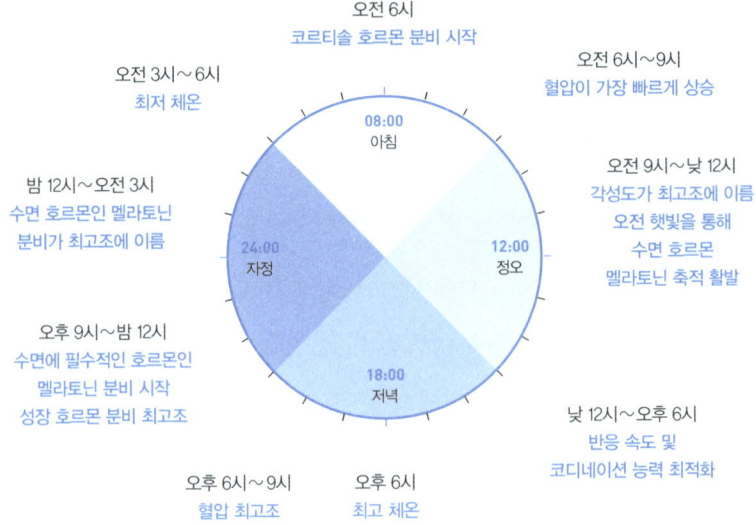

미국 하버드대 연구팀은 밤늦게 음식을 먹는 습관이 인슐린 저항성을 높이고 체지방 축적을 촉진한다는 사실을 밝혔다. 실제로 밤 10시 이후에 식사를 한 사람들은 낮 시간대에 식사한 사람들에 비해 체중 증가 속도가 25% 더 빠르게 나타났다. 밤늦은 식사가 살이 더 찐다는 말은 과학적 근거에 기반한 사실이다.

문제는 단순히 늦은 시간에 식사를 했기 때문만은 아니라는 것이다. 불규칙한 식습관은 우리 몸의 자연스러운 소화 효소 분비와 호르몬 주기를 무너뜨린다. 인체는 매일 일정한 시간에 음식을 준비하고 받아들일 준비를 해야 하는데, 식사 시간이 들쭉날쭉하면 신체는 무엇을 준비해야 할지 혼란스러워진다. 결국 인슐린, 렙틴, 그렐린 같은 주요 대사 호르몬들이 엉뚱한 시간에 분비되며 우리 몸의 리듬을 뒤흔들고 만다.

이처럼 24시간 사회의 편리함에 중독될수록 우리는 점점 스스로를 착취하게 된다. 늦은 밤 야식을 즐기는 사이, 소화기관은 물론 간, 췌장, 심장까지 밤에도 쉬지 못하고 일하게 된다. 그 결과 몸은 만성 피로와 염증에 시달리게 된다.

03

스트레스에 잠식된 몸, 노화의 회로에 갇히다

우리의 일상은 수많은 스트레스 요인들로 가득 차 있다. 직장에서의 끝없는 업무 압박, 가족과의 갈등, 복잡한 인간관계에서 비롯되는 감정 소모, 여기에 출퇴근길 교통 체증과 같은 사소한 스트레스까지 더해지면, 우리 몸은 마치 긴급 상황이라도 맞이한 듯 끊임없이 긴장 상태를 유지하게 된다.

이러한 긴장 상태는 교감신경을 계속 자극해 '생존 모드'를 활성화한다. 심장 박동이 빨라지고, 혈압이 오르며, 근육으로 혈류가 몰려 생존을 위한 대응 태세를 갖추게 된다. 문제는 이러한 위급 모드가 잠깐으로 끝나지 않고 하루 종일, 심지어 며칠, 몇 달 동안 지속된다는 점이다.

항상성 파괴의 한가운데 호르몬 불균형이 놓인다

몸이 쉬어야 할 때 긴장을 놓지 못하면 교감신경은 쉴 틈 없이 작동한다. 그 결과, 부신에서 스트레스 호르몬인 코르티솔과 아드레날린이 끊임없이 분비된다. 이는 잠깐의 위기 상황에서는 생존을 돕는 유익한 반응이지만, 스트레스가 만성화된 환경에서는 전혀 다른 결과를 초래한다.

스트레스 호르몬인 코르티솔은 원래 급격히 상승한 혈당을 에너지로 전환해 위기를 극복하는 데 쓰이는 생존 호르몬이다. 그러나 높은 코르티솔 수치가 장기간 유지되면 혈당이 만성적으로 상승하고, 인슐린 저항성이 생긴다. 이런 상태가 반복되면 복부 비만, 고혈압, 고지혈증 등 대사증후군이 점점 가까워지고, 만성 염증이 생기면서 우리 몸은 빠르게 노화하게 된다.

스트레스는 수면에도 치명적인 영향을 미친다. 스트레스로 인해 교감신경이 과도하게 활성화되면 밤이 되어도 진정되지 않고, 수면 호르몬인 멜라토닌의 분비를 방해해 깊은 잠을 방해한다. 잠이 부족해지면 몸은 회복할 틈을 잃게 되고, 다음 날 아침 눈을 뜨자마자 피로감을 느끼게 된다. 이런 상태가 오래 지속되면 낮 동안의 집중력과 활력이 떨어지고, 몸은 더욱 많은 스트레스 호르몬을 분비하며 악순환을 반복한다.

또한 스트레스는 성호르몬과 갑상선 호르몬의 균형까지 무너뜨린다. 만성 스트레스로 인해 테스토스테론과 에스트로겐의 분비가 감소하면 근육량이 줄고, 피부 탄력이 떨어지며, 성욕 저하가 나타난다. 특히 여성의 경우 폐경이 앞당겨지고 골다공증 위험이 높아진다. 갑상선 호르몬의 불균형 역시 기초 대사량을 낮춰 쉽게 피로해지고, 체중이 급격히 증가하거나 감소하는 문제를 일으킨다. 실제로 미국에서 진행된 대규모 연구에 따르면, 만성 스트레스를 겪는 사람은 그렇지 않은 사람보다 심혈관 질환, 당뇨병, 우울증에 걸릴 확률이 각각 40~50% 이상 높아진다고 보고되었다.

결국 만성 스트레스는 단순한 심리적 불편함이 아니라, 우리 몸의 항상성을 철저히 무너뜨리는 강력한 독소다.

내 몸의 신호를 점검하라 : 스트레스 상태 테스트

현대인이라면 누구나 스트레스를 완전히 피할 수는 없다. 그러나 스트레스가 만성화되어 몸의 항상성을 무너뜨리는 상황을 방치할지, 아니면 적극적으로 관리하고 조절할지는 각자의 선택이다. 몸이 보내는 작은 신호를 무시하지 않고, 짧은 명상과 호흡, 규칙적인 운동과 영양 섭취를 통해 교감신경의 악순환을 끊는다면 스트레스로 인한 호르몬 불균형과 급격한 노화를 충분히 예방할 수 있다. 지금부터라도 하루의 긴장을 풀고, 몸을 회복 모드로 전환하는 자신만의 작은 습관을 만들어야 한다.

스트레스의 덫에서 빠져나올 수 있는 열쇠는 멀리 있지 않다. 몸의 목소리에 귀 기울이고, 잠시 긴장을 내려놓는 바로 그 순간, 우리의 몸과 마음은 잃어버린 항상성을 되찾기 시작한다. 다음 테스트를 통해 자신의 스트레스 상태를 점검해보길 바란다.

스트레스 자가 진단표

1. 쉽게 흥분한다. ☐
2. 일정시간 정신을 집중하는 데 어려움이 있다. ☐
3. 아침에 일어날 때 피로감을 느낀다. ☐
4. 아주 사소한 결정도 잘 내리지 못한다. ☐
5. 잠드는 데 어려움이 있으며, 밤중에 깨어나 안절부절 할 때가 많다. ☐
6. 보통 때보다 더 많은 일을 해야 한다. ☐
7. 대체로 기진맥진해 하고 몸이 불편한 것을 느낀다. ☐
8. 산다는 것은 희망 없어 보이며, 가치 있는 것은 아무것도 없는 것 같고, 나 자신이 참으로 못났다고 생각한다. ☐
9. 식욕은 없지만 건강을 위해 음식을 먹는다. ☐
10. 새로운 자료에 흥미를 집중시키는 데 어려움이 있다. ☐
11. 잦은 두통으로 고생한다. ☐
12. 내가 어떤 것을 하도록 요구받았을 때 필요한 정보를 상기하는데 어려움이 있다. ☐
13. 보통 때보다 술을 더 많이 마신다. ☐
14. 때로는 매우 격앙되고 때로는 우울해지는 등 심한 감정동요가 있다. ☐
15. 한두 가지 중요한 약속들을 어겼거나 늦은 일이 있다. ☐
16. 들떠 있어서 적절하게 휴식을 취하지 못한다. ☐
17. 이전에 비해 창의성을 보여줄 수 없다. ☐
18. 때때로 불안하여 잠이 오지 않는다. ☐
19. 소화불량으로 자주 고생한다. ☐
20. 특정한 문제에 주의를 집중하는 능력이 결여된 것 같다. ☐
21. 아주 사소한 것에 대해서도 공포를 느끼며, 더 이상 대처할 능력이 없는 것 같다. ☐
22. 보통 때보다 담배를 더 많이 피우는 것 같다. ☐
23. 자주 소변을 누고 싶은 욕구를 갖는다. ☐
24. 편안하게 쉴 수가 없다. ☐
25. 매사에 걱정하는 편이다. ☐

결과 해석

- 체크한 사항이 9개 이하라면 당신은 스트레스가 심하지 않은 상태다. 하지만 정직하게 응답하지 않았거나, 그렇지 않다면 당신 자신이 스트레스의 경고신호를 인식하지 못하는 경우, 혹은 이미 스트레스 상황에 다른 방식으로 잘 반응하는 패턴이 고착된 경우일 수도 있으니 주의를 기울여야 한다.

- 체크한 사항이 10개에서 15개 사이라면 당신은 상당한 정도의 스트레스를 경험하고 있거나, 오랫동안 과한 스트레스를 경험한 적이 있거나, 심한 스트레스로 다양한 어려움을 겪었을 것으로 판단된다. 당신은 이를 해결하기 위한 적극적인 노력이 필요하다.

- 체크한 사항이 16개 이상이라면 당신의 스트레스 수준은 지금 위험한 상태이므로 반드시 전문가의 도움을 받아 이를 함께 해결해나가야 한다.

04

숨 쉬는 것조차 위험하다
: 환경 독소가 무너뜨린 생체균형

　스트레스 이외에도 우리 몸의 항상성을 방해하는 것이 있다. 바로 '독소'가 그 주인공이다. 우리는 눈을 뜨고 하루를 시작하는 순간부터 보이지 않는 독소에 둘러싸여 살아간다. 언제부턴가 하늘은 온통 뿌옇게 흐려졌고, 도시의 고층빌딩 사이를 메운 미세먼지 탓에 마스크 없이 외출하는 것이 이색해진 시대가 되었다. 전부 미세먼지 때문이다.

　공장과 자동차에서 배출되는 초미세먼지는 코와 기관지를 거쳐 폐 깊숙한 곳까지 침투한다. 이 미세한 입자들은 폐에서 멈추지 않고 혈관 속으로 스며들어 온몸을 돌며 혈관 염증과 심혈관 질환을 유발한다.

　실제로 세계보건기구WHO는 미세먼지가 매년 전 세계에서 700만명 이상의 조기 사망 원인이라고 경고한다. 서울과 같은 대도시에 거주하는 사람은 지방 거주자보다 호흡기와 심혈관 질환의 발병 위험이 최대 20% 이상 높다는 보고도 있다.

미세먼지 입자의 크기 비교

물질	입자 크기	인체 침투 깊이
머리카락	약 70μm	코와 목에 걸러짐
꽃가루	약 30μm	기관지에서 걸러짐
미세먼지 PM10	10μm 이하	기관지와 폐 일부 침투
초미세먼지 PM2.5	2.5μm 이하	폐포까지 직접 침투, 혈액으로 흡수

그뿐만 아니라, 우리가 매일 사용하는 플라스틱 용기와 비닐랩, 코팅된 종이컵, 캔 음료 등에도 환경호르몬이라는 보이지 않는 독소가 숨어 있다. 예를 들어 비스페놀A(BPA), 프탈레이트 같은 내분비 교란 물질이 체내에 들어오면 호르몬 시스템이 혼란을 겪는다. BPA는 여성 호르몬인 에스트로겐과 유사한 방식으로 작용해 성호르몬의 균형을 무너뜨리며, 남성에게는 테스토스테론 분비를 억제해 성욕 감소와 근육 약화를 초래한다. 실제로 BPA 농도가 높은 환경에 노출된 남성 근로자들에게서 정자 수 감소와 불임 위험이 높아졌다는 연구 결과도 있다. 또한, 농약과 중금속에 장기간 노출되면 간과 신장 같은 주요 해독 기관의 기능이 서서히 저하되고, 암이나 자가면역 질환, 만성피로와 같은 심각한 질환의 기반이 형성된다.

외부 독소가 무서운 이유는 단지 한 기관에 영향을 주는 것이 아니라, 전신의 면역과 대사 항상성을 서서히 무너뜨리기 때문이다. 환경 독소에 지속적으로 노출된 몸은 염증 반응과 산화 스트레스에 시달리며, 호르몬 시스템이 무너지면 면역력은 떨어지고 에너지 대사는 둔화된다. 결국, 우리의 몸은 회복력과 재생력을 잃고 빠르게 노화의 길로 들어서게 된다.

05

달콤한 유혹이 부르는
쓰디쓴 노화

　오늘도 우리는 편의점과 배달 앱을 넘나들며 빠르고 편리한 식사를 찾는다. 햄버거, 라면, 치킨, 달콤한 디저트와 음료까지, 맛과 편리함이라는 유혹에 익숙해진 우리는 이제 천연의 맛보다 합성 첨가물로 만들어낸 강렬한 맛을 더 선호하게 되었다. 그러나 이런 선택이 사실은 우리 몸의 건강을 조금씩 무너뜨리고 있다는 사실을 인식하는 사람은 많지 않다.

　가공식품은 대부분 '영양'이 아니라 '맛'에 초점이 맞춰져 있다. 우리가 즐겨 먹는 음식의 포장 뒷면을 들여다본 적이 있는가? 설탕, 액상과당, 인공 감미료, 방부제 등의 이름이 끝도 없이 이어진다.

　이러한 가공식품이 몸속에 들어오는 순간, 혈당은 급격히 상승하고 인슐린은 과도하게 분비된다. 이로 인해 현대인의 건강을 위협하는 '인슐린 스파이크Insulin Spike' 현상이 발생한다.

사례 1. 인슐린 스파이크와 에너지 급변의 악순환
점심으로 인스턴트 라면과 콜라를 마신 직장인 김 씨는 오후 3시만 되면 심한 졸음과 피곤함을 느낍니다. 그의 혈당 그래프를 보면, 점심 직후 혈당이 급격히 올라갔다가 다시 빠르게 떨어지며 극심한 피로와 허기짐을 느끼게 합니다. 이렇게 혈당이 오르락내리락 하는 상태가 반복되면 세포가 인슐린에 둔감해지는 '인슐린 저항성'이 나타나게 됩니다.

가공식품을 자주 섭취하는 생활이 반복되면 인슐린 저항성은 점차 높아지고, 이는 결국 대사증후군으로 이어지게 된다. 대사증후군은 복부 비만, 고혈압, 고혈당, 높은 중성지방, 낮은 HDL 콜레스테롤을 특징으로 하는 질환의 복합체다.

현대인은 흔히 이런 상태를 "좀 살이 쪘네?", "좀 피곤하네" 정도로 가볍게 넘기지만, 실상은 심근경색, 뇌졸중, 당뇨병과 같은 무서운 질환으로 향하는 첫 관문이라는 점을 잊어서는 안 된다.

가공식품 섭취가 일으키는 건강 악순환

정제 탄수화물 과잉 섭취
▼
혈당 급상승 → 인슐린 과분비
▼
인슐린 저항성 증가
▼
복부 비만, 만성 염증, 대사증후군
▼
심혈관 질환 · 노화 가속화

이 악순환이 무서운 이유는 겉으로 드러나지 않는 혈관과 장기의 노화를 조용히 가속화하기 때문이다. 혈중 당분과 나쁜 콜레스테롤 LDL, 중성지방 수치가 높아질수록 혈관의 탄력은 떨어지고, 동맥경화와 같은 심혈관 질환의 위험은 더욱 커진다. 결국 우리 몸속에서는 눈에 보이지 않는 노화가 서서히 진행된다.

특히 가공식품 속 화학 첨가물과 설탕은 간과 신장에 지속적인 부담을 준다. 과도한 당분과 첨가물을 분해하고 해독하는 과정에서 간과 신장은 점점 지쳐가고, 그 결과 비알코올성 지방간과 신장 기능 저하로 이어진다. 이는 장기적으로 몸 전체의 항상성을 무너뜨리고, 노화를 더욱 빠르게 촉진하는 주요 원인이 된다.

현대인의 과식, 진화와 환경의 충돌

단순히 자극적인 가공식품만이 문제가 아니다. 이를 섭취하는 인간들의 생활습관에도 분명 문제점을 발견할 수 있다. 과도한 에너지 섭취, 즉 과식이 항상성을 무너뜨리고 과속 노화를 불러오는 주범이라는 뜻이다.

우리의 몸은 본래 에너지를 충분히 비축하기 어려운 환경에서 진화해 왔다. 그래서 고칼로리 음식에 쉽게 반응하도록 설계되어 있다. 하지만 현대사회는 그와는 정반대로, 지나치게 풍족한 환경 속에서 식욕을 과도하게 자극하는 음식이 넘쳐나고 있다. 이러한 환경적 변화가 바로 현대인의 과식을 유발하는 핵심적인 원인이다.

음식을 섭취하면 포만감을 느끼게 하는 호르몬인 렙틴leptin과 배

고픔을 자극하는 그렐린ghrelin이 작용한다. 정상적인 상황이라면 음식을 먹은 후 렙틴 분비가 늘어나 포만감을 유도하고, 그렐린 수치는 낮아져 식욕이 억제된다. 그러나 정제 탄수화물과 설탕, 고지방 음식이 주를 이루는 현대식 식단은 이 호르몬 시스템을 교란시킨다. 결국 먹어도, 먹어도 허기지고 만족감을 얻지 못해 더 많은 양을 먹게 된다.

정제 탄수화물과 설탕이 풍부한 고칼로리 음식을 먹으면 혈당이 급격히 상승하고, 인슐린이 과도하게 분비된다. 문제는 그 직후 혈당이 빠르게 떨어지면서 다시 음식이 당기게 되는 악순환이 반복된다는 점이다. 이러한 가짜 허기는 지속적인 과식의 주요 원인이 된다.

또한 과식은 스트레스와 깊은 관련이 있다. 현대인은 직장, 인간관계, 사회적 압력 등 만성적인 스트레스 환경에서 살아가고 있다. 스트레스 상황에서 분비되는 코르티솔은 우리 몸이 달고 기름진 음식을 더 많이 섭취하게 만든다. 이러한 음식은 일시적으로 기분이 좋아지는 착각을 주기 때문에, 스트레스를 받을 때 과식이 습관화되기 쉽다.

또 하나의 원인은 현대 사회 특유의, 특히 한국 사회에 만연한 빨리 먹는 식문화에 있다. 바쁜 일상 속에서 우리는 천천히 씹고 음미하는 과정 없이 음식을 빠르게 먹는 데 익숙해져 있다. 뇌가 포만감을 인식하기까지는 대략 20분 정도 걸리기 때문에, 그 전에 과식하게 되는 경우가 많다.

포만감을 빨리 느끼는 사람은 식욕을 자연스럽게 조절할 수 있어 날씬한 체형을 유지하기 쉽지만, 포만감을 늦게 느끼는 사람은 계속 먹어도 배가 부르지 않아 과식으로 이어지기 쉽다. 이는 유전적인 요인의 영향도 있지만, 오랜 식습관에 의해 형성된 경우도 많다. 너무 빨리 먹으면 위는 이미 가득 찼는데도 뇌는 아직 포만감을 인지하지 못해 결국 과식을 하게 된다.

또한 우리는 끊임없이 디지털 미디어의 자극을 받으며 식사하는 습관을 지니고 있다. 스마트폰이나 TV를 보며 식사할 경우 음식의 양을 제대로 인지하지 못하고 무의식적으로 과식하게 된다. 이러한 식습관이 반복되면 자신도 모르는 사이에 지속적인 과식으로 이어진다.

현대인의 과식을 부추기는 요소들

과식의 원인	신체 반응 및 결과
정제 탄수화물·설탕 과잉 섭취	혈당 급등 → 인슐린 과다 분비 → 가짜 허기 (인슐린 스파이크)
스트레스	코르티솔 상승 → 단 음식, 기름진 음식 섭취 증가
빠른 식사 습관	뇌의 포만감 인식 지연 → 음식 과다 섭취
미디어 자극 (TV, 스마트폰)	무의식적 음식 섭취 증가 → 과식 습관화

과식이 지속되면 비만과 함께 다양한 건강 문제가 뒤따른다. 특히 만성 염증과 인슐린 저항성이 증가하여 대사증후군과 같은 질환을 유발하고 노화 시계를 가속화한다. 혈당과 혈압, 콜레스테롤 수치가 높아지고, 간 기능과 신장 기능도 점차 저하되면서 항상성이 급격히 무너지게 된다.

06

몸과 마음을 잇는 숨은 축,
항상심의 균형

　나이가 들면 누구나 노화를 겪게 된다. 그러나 노화 속도는 사람마다 다르다. 어떤 사람은 천천히 노화하는 반면, 또 어떤 사람은 매우 빠르게 노화하며, 때로는 급속한 노화로 인해 조기사망에 이르기도 한다. 급속한 노화는 더 많은 질병을 빠르게 부르며, 결과적으로 수명을 단축하는 원인이 된다.

　필자는 이러한 노화의 가속 상태를 '과속 노화'라고 부른다. 사람마다 노화 속도는 다르며, 어떤 경우에는 실제 나이보다 훨씬 앞서 노화가 진행되기도 한다. '신체 나이'와 '실제 나이' 사이의 차이를 확인하면 이러한 과속 노화가 명확히 드러난다. 물론 의학의 발달로 질병으로 인한 사망 시점을 늦출 수는 있지만, 근본적으로 노화 속도를 늦추려는 노력이 없다면 과속 노화와 조기사망은 피할 수 없다.

과속 노화는 우리 몸을 통해 다양한 신호를 보낸다. 불건강한 생활 습관, 과로, 과식으로 몸을 혹사하면 평균보다 빠른 노화가 진행되며, 이는 초기 질병과 전조 증상으로 나타난다. 만성 피로, 수면장애, 고혈압, 혈당 장애, 염증성 질환, 기억력 저하 등이 먼저 발생하며, 이를 방치하면 대사증후군, 인슐린 저항성, 당뇨, 비만, 고혈압 등 다양한 질병으로 이어진다.

노화 속도를 늦출 수 있는 의학 기술이 개발되고 있지만, 개인의 생활 습관과 선택이 여전히 가장 큰 영향을 미친다. 과속 노화는 과거에도 존재했지만, 최근 들어 발생 빈도와 범위가 급격히 증가하고 있다. 오늘날 더 많은 사람들이 빠르게 늙는 이유는 네 가지로 요약할 수 있다. 바로 혈당 과잉, 스트레스 과잉, 수면 결핍, 신체활동 결핍이다. 현대인은 과거보다 더 많이 먹고, 더 오래 깨어 있으며, 더 큰 스트레스를 받는다. 반면, 앉아서 일하는 시간이 늘면서 신체활동은 줄어들고 있다.

그럼에도 절제와 균형을 지키며 건강을 유지하는 사람도 있지만, 대부분의 사회 환경은 과속 노화를 촉발하는 방아쇠 역할을 한다. 이로 인해 과거에는 40~50대에 나타나던 증상이 30대, 심지어 20대 후반부터 나타나기도 한다. 이를 '과속 노화의 폭증'이라고 부를 수 있다.

혹시 여러분 중에 "나는 왜 이렇게 피곤할까?", "나이는 40대인데 몸은 벌써 50대나 60대 같다"라고 느끼는 사람이 있다면, 이는 빠른 노화, 즉 과속 노화와 깊은 관련이 있다. 또래보다 유독 늙어 보이는 외모와 신체 능력을 경험하는 경우도 마찬가지다.

하지만 과속 노화를 멈출 수 있는 브레이크는 누구에게나 존재한다. 다만 아직 밟고 있지 않을 뿐이다. 우선 자신의 건강 나이를 점검해 보자. 여러 의학 사이트에서 간단한 테스트로 실제 나이와 건강 나이 사이의 차이를 확인할 수 있다. 이를 통해 과속 노화 여부를 알 수 있다.

과속 노화를 확인했다면 지금 당장 브레이크를 밟아야 한다. 아직 늦지 않았다. 누구나 브레이크를 작동시킬 수 있으며, 나아가 역노화에도 도전할 수 있다. 중요한 것은 지금부터 실천을 시작하는 것이다.

신체의 항상성은 심리적 항상성과 밀접하게 연결된다. 마음은 몸의 항상성을 조절하고, 몸은 마음의 균형에 반응하며 조응한다. 이 둘의 조화 속에서 우리는 몸과 마음의 일체성, 통합성, 건강성에 한 걸음 더 가까워질 수 있다.

항상성은 항상심에서 온다

의학 용어인 '항상성'은 철학 용어인 '항상심'과 밀접한 관련이 있다. 쉽게 흔들리지 않는 마음의 기반이 뒷받침될 때, 비로소 몸의 항상성도 지킬 수 있기 때문이다.

정신과 감정은 신체보다 훨씬 더 빠르고 자주 변한다. 특히 인간의 감정은 하루에도 수십 번 오르내리며 극과 극을 오간다. 긍정적인 감정은 큰 문제가 되지 않지만, 우울, 불안, 분노 같은 부정적 감정에 오래 시달리면 마음이 손상되고, 이는 곧 몸에도 지속적인 악영향을 끼친다.

'장-뇌 축' 이론에 따르면 장과 뇌는 하나로 연결된 고속도로와 같다. 장내 마이크로바이옴이 불균형해지면 뇌의 기능에도 영향을 주고, 다시 전신으로 부정적 신호가 확산된다. 결국 몸과 마음은 부정적 악순환에 빠지거나, 반대로 긍정적 선순환을 만들기도 한다. 따라서 신체의 항상성을 지키려면 마음의 항상심 역시 크게 흔들리지 않도록 관리해야 한다. 이를 위해 스트레스 관리, 심리적 대처 기술, 회복탄력성이 무엇보다 중요하다.

최근 심리학에서는 회복탄력성과 그릿grit을 핵심 심리 역량으로 본다. 앞서 설명한 바 있는 회복탄력성은 역경 속에서도 평정심을 되찾는 능력이고, 그릿은 이를 유지하게 하는 끈기와 집념, 용기를 뜻한다. 항상심은 이보다 더 정교한 심리적 균형 장치라 할 수 있다. 마음이 극단으로 치닫지 않도록 스스로 조절하는 자동 장치이기 때문이다.

항상심은 곧 평정심을 의미한다. 이는 동양 사상에서 오랫동안 중요한 덕목으로 여겨졌으며, 서구에서도 훈련을 통해 기를 수 있는 정신 상태로 받아들여지고 있다. 고대 그리스 철학에서는 이를 아파테이아apatheia와 아타락시아ataraxia로 설명했다. 아파테이아는 외부 자극에 흔들리지 않는 마음, 아타락시아는 통찰력을 통해 잡념과 유혹에 휘둘리지 않는 지혜다. 두 가지를 함께 갖출 때 비로소 평정심에 도달할 수 있다.

동양에서는 평정심을 중용中庸이라는 개념으로 풀어왔다. 중용의 핵심은 균형·변화·지속이다. 조금씩 변하되, 균형을 이루며, 일정한 상태를 유지하는 것이다. 이는 단순히 중간에 머무는 태도가 아니라, 외부 충격이나 감정 기복으로 무너진 균형을 다시 회복하는 능력에 가깝다. 현대 심리학의 회복탄력성과도 닿아 있다.

신체의 항상성도 이 원리를 따른다. 예를 들어 음식을 섭취하면 혈당이 오르고, 시간이 지나면 다시 내려간다. 혈당 조절 시스템이 정상적으로 작동할 때 신체는 극단을 피한다. 하지만 과식과 폭식이 반복되면 조절 기능이 망가지고, 인슐린 저항성을 거쳐 당뇨병으로 이어진다. 즉, 중용은 몸의 건강뿐 아니라 삶 전체에 적용되는 원리다. 건강, 일, 인간관계 등 다양한 영역에서 균형을 이루며 항상성을 유지하는 것이 바로 중용이다.

퇴계 이황, 몸과 마음의 균형을 중시하다

조선의 대학자 퇴계 이황(1501~1570)은 평생 건강이 좋지 않았다. 학문에 지나치게 몰두하다 보니 체질을 돌보지 못했기 때문이다. 그는 젊은 시절 "주역을 연구하느라 잠과 식사를 잊어 쇠약해졌다"고 고백했으며, 이후에도 병약함에 시달렸다.

그러나 고통스러운 경험 끝에 그는 건강 관리의 중요성을 깨달았다. 틈만 나면 산을 찾아 등산을 했고, 시간이 부족할 때는 스스로 고안한 요가와 자가 마사지법을 실천했다. 특히 고대 중국의 건강서 『활인심방活人心方』을 직접 필사하며 도인법을 익혔는데, 이는 오늘날까지 전해지고 있다.

퇴계는 단순히 신체적 건강만을 추구한 것이 아니었다. 그는 "몸과 마음은 하나로 연결되어 있으므로, 마음의 중용을 지키는 것이 곧 건강의 비결"이라고 여겼다. 그는 감정의 균형 상태를 '중화中和'라 불렀으며, 인간은 희로애락의 감정을 가졌기에 이를 잘 다스리는 것이 무엇보다 중요하다고 강조했다. 이를 위해 '심리 처방전'이라 부를 만한 중화탕中和湯을 제시했다. 이는 마음을 평정하게 만드는 생활 지침을 한약 처방에 빗댄 것이다.

중화탕의 30가지 항목 가운데 오늘날에도 와 닿는 몇 가지를 소개하면 다음과 같다.

- 사악한 생각을 하지 않는다 思無邪
- 좋은 일을 행한다 行好事
- 마음을 속이지 않는다 莫欺心
- 질투하지 않는다 莫嫉妬
- 자연의 원리를 따른다 順天道
- 운명의 한계를 이해한다 知命限
- 마음을 맑게 한다 淸心
- 욕심을 적게 한다 寡慾
- 만족할 줄 안다 知足
- 중심을 잡는다 處中
- 성내지 않는다 戒怒
- 사나운 언행을 하지 않는다 戒暴
- 탐내지 않는다 戒貪
- 조심하고 두텁게 한다 愼獨

이 항목들은 현대 심리치료의 조언과도 크게 다르지 않다. 퇴계가 허약한 체질에도 불구하고 당시로서는 장수했다고 볼 수 있는 70세까지 살 수 있었던 것은 이러한 꾸준한 자기 관리 덕분이었다.

퇴계가 말한 '항상심'은 절대 흔들리지 않는 상태가 아니라, 흔들림 속에서도 균형을 되찾는 힘을 뜻한다. 이는 과학에서 말하는 동적 평형 Dynamic Equilibrium 개념과 통한다.

생명은 끊임없는 변화 속에서 균형을 유지하며, 변화가 조화에서 벗어나면 파괴와 죽음으로 이어진다. 따라서 건강이란 변화를 막는 것이 아니라, 변화 속에서 다시 균형을 회복하는 능력이다.

세계보건기구WHO는 건강을 "단순히 질병이 없는 상태가 아니라, 육체적·정신적·사회적으로 완전한 안녕 상태"라고 정의한다. 이는 신체적 건강뿐 아니라 정신적 안정, 사회적 조화까지 포함한다.

저명한 생화학자 루돌프 쇤하이머Rudolf Schoenheimer 역시 "생명은 신체 구성 요소들의 동적 상태"라고 말했다. 결국 항상성은 단순히 의학적 개념이 아니라, 몸과 마음, 사회적 관계까지 아우르는 '조화의 원리'라 할 수 있다.

3장

5M 시스템, 항상성 노화의 통합 전략

01
노화를 멈추는 다섯 개의 레버
: 5M 시스템

02
우리 몸은 하나의 네트워크다
: 5M 통일장 이론

03
몸이 보내는 5가지 경고
: 망가진 축을 복원하라

01

노화를 멈추는 다섯 개의 레버
: 5M 시스템

　한두 가지 방법만으로는 노화를 완전히 늦추거나 되돌리기는 어렵다. 아니, 거의 불가능하다. 일부 사람들은 피부 관리나 특정 보조제 같은 간단한 방법에만 집중하지만, 우리 몸은 그보다 훨씬 더 복잡한 시스템으로 이루어져 있다.
　노화는 우리 몸 전체에서 동시다발적으로 일어나는 총체적인 사건이다. 근본적인 대응 없이 근본적인 역노화 전략 없이는 이 거대한 노화 흐름을 막을 수가 없다.
　우리 몸은 호르몬부터 면역, 소화, 뇌 기능, 그리고 세포 에너지 대사까지 모두가 촘촘히 연결되어 있기에, 어느 한 가지 요소만 단독으로 관리한다고 해서 노화를 막기는 어렵다. 바로 이러한 이유에서 필자는 '5M 실천'이라는 통합적이고 전면적인 항노화 로드맵을 제시하고자 한다.

내몸의 균형을 맞춰줄 5M 전략

우리는 흔히 피부, 근육, 장, 호르몬 등 각 신체 부위를 개별적으로 바라볼 때가 많지만, 실제 이런 신체 부위나 기관들은 몸속에서 서로 긴밀하고 유기적으로 연결되어 있다. 이는 마치 줄기를 당기면 한꺼번에 드러나는 감자 다발과 같은 모습을 하고 있다. 그러니 지표면으로 보이는 감자 줄기만을 보아서는 안 되는 것이다.

우리 몸에 노화가 시작되면 특정 부위만 문제가 생기고 움직이는 것이 아니라, 몸 전체의 시스템이 함께 서서히 기능 저하가 생기기 시작한다. 다시 말해, 단순히 피부 시술이나 특정 영양제만으로 근본적인 노화 문제를 해결하기란 어렵다. 노화는 어느 하나의 장기나 특정 요인만의 문제가 아니다. 결국, 몸 전체의 균형 속에서 해답을 찾아야 한다.

바로 이 지점에서 5M 전략이 등장한 것이다. 이 책에서 제안하는 5M은 다음과 같다. 첫째는 정신적·심리적 안정을 뜻하는 마인드Mind, 둘째는 근육 활동에서 분비되는 유익 물질인 마이오카인Myokine, 셋째는 장내 미생물 생태계를 뜻하는 마이크로바이옴Microbiome, 넷째는 수면을 관장하는 생체시계의 핵심 호르몬 멜라토닌Melatonin, 다섯째는 세포의 에너지를 생산하는 미토콘드리아Mitochondria가 그것이다. 이 다섯 가지 요소가 유기적으로 연결되어 함께 관리될 때 비로소 노화 예방과 역노화 효과를 극대화할 수 있다. 다양한 건강 요소나 신체 기관 가운데 유독 이 다섯 가지에 주목하고, 이 다섯 가지 요소와 관련한 실천 전략에 집중하는 것은 이 다섯 가지가 건강 중심축을 가장 확실하고 견고하게 지지하고 작동시키기 때문이다.

각각을 대략적으로 살펴보면, 우선 '마인드Mind'는 스트레스와 부정적 감정이 호르몬 균형을 깨뜨리고 면역력과 인지 기능에 악영향을 미치는 것을 예방하는 핵심 축이다. 둘째, '마이오카인Myokine'은 규칙적인 운동을 통해 분비되는 물질로, 몸 전체에 항염증·항노화 신호를 보내 대사 활성화를 이끌어내는 근육 호르몬이다. 셋째, '마이크로바이옴Microbiome'은 장내 미생물의 균형을 통해 면역력과 뇌 기능, 호르몬 대사 등 전신의 노화를 조절하는 강력한 힘을 견인하는 신체 내부의 소우주다. '멜라토닌Melatonin'은 깊고 건강한 수면을 책임지는 호르몬으로, 이를 충분히 유지해야 밤 사이에 일어나는 세포 손상과 노화를 근본적으로 막을 수 있다. 마지막으로 세포 내 에너지를 만들어 내는 공장인 '미토콘드리아Mitochondria'는 건강할 때 노화를 효과적으로 지연시키며, 반대로 기능이 저하될 경우, 전신석 노화를 가속시키는 핵심 기관이다.

노화를 되돌리는 5M 실천

빠르게 진행되는 과속 노화를 늦추거나 멈추기 위해서는 삶과 일, 그리고 건강 전반에서 근본적인 변화가 필요하다. 그렇기에 과속 노화를 막을 수 있는 근본적인 해법으로 '5M 실천'을 제안한다. 이미 과속 노화 상태에 들어섰다 하더라도 이 5M 실천으로 누구나 노화에 브레이크를 걸 수 있으며, 나아가 역노화에 도전할 수도 있다.

그렇다면 '5M 실천'은 어떻게 탄생했을까? 이를 이해하려면 먼저 인간을 하나의 유기체로 바라볼 필요가 있다. 신체와 마음은 긴밀하게 상호작용하며, 인간관계·생활환경·사회 환경과도 연결되어 서로 영향을 주고받는다. 면역계, 혈액순환, 호르몬, 장내 마이크로바이옴, 스트레스 등 다양한 건강 요소 역시 촘촘히 얽혀 균형을 이룰 때 비로소 심신은 활력을 유지할 수 있다.

우리 세포는 조직을 만들고, 조직은 기관을 이루며, 기관들이 모여 유기적인 네트워크인 기관계를 형성한다. 이러한 정교한 연결망이 끊임없이 항상성을 유지할 때 우리는 활력적인 삶을 이어갈 수 있다.

우리 몸은 하나의 네트워크다
: 5M 통일장 이론

아인슈타인이 처음 제안한 통일장 이론은 중력, 전자기력, 강한 핵력, 약한 핵력을 하나의 방정식으로 통합해 우주의 모든 현상을 설명하려는 시도였다. 그러나 물리학과 천문학에서는 아직 이 이론이 완전히 완성되지 못했다.

이에 착안해 필자는 우리 몸의 다섯 축, 즉 5M이 하나로 연결되는 원리를 설명하는 '5M 통일장 이론'을 제안한다. 5M 통일장 이론은 다섯 가지 건강 축이 서로 긴밀히 상호작용하며 항상성과 역노화를 만들어내는 과정을 설명한다. 우리는 건강을 관리할 때 이 5M을 중심에 두고 통합적이고 입체적으로 접근해야 한다. 물론 호르몬, 혈액순환, 심장 건강 등 다른 요소들도 중요하지만, 5M만큼 강력한 작용과 반작용을 일으키는 요인은 찾기 어렵다. 따라서 다양한 건강 요인을 이해하고 관리하되, 궁극적으로는 5M 축에 집중해 실천하는 것이 필요하다.

이 다섯 축은 정교하게 맞물린 톱니바퀴처럼 끊임없이 소통하고 영향을 주고받는다. 한 축이 무너지면 다른 축도 함께 흔들리고, 한 축이 강화되면 나머지 축 역시 회복되는 선순환이 일어난다. 결국, 유기적으로 연결된 5M 통일장이야말로 건강과 젊음을 유지하는 핵심이자, 노화 속도를 좌우하는 결정적 열쇠라 할 수 있다.

마음Mind 균형이 가져오는 전신 효과

정신적 스트레스는 단지 마음이나 뇌에 국한되지 않는다. 스트레스가 심해지면 코르티솔이라는 스트레스 호르몬이 증가하여 근육을 빠르게 분해한다. 아무리 운동을 열심히 해도 근육이 잘 붙지 않는다면, 정신적 스트레스를 점검해보아야 한다. 스트레스는 장과 뇌를 연결하는 장-뇌 축을 통해 장내 미생물 균형까지 무너뜨리기 때문이다.

스트레스가 지속되면 장내 미생물이 불균형해지고, 이는 세로토닌과 같은 행복 호르몬의 생성에 문제를 일으켜 우울과 불안을 악화시킨다. 장과 뇌는 직통 신호 라인을 통해 서로 영향을 주고받는다. 장을 치료하면 뇌가 건강해지고, 뇌를 편안하게 만들면 장도 함께 회복된다.

장내 면역 체계에 문제가 생기면 뇌 질환이 생기기 쉽다. 뇌에 이어 신경세포가 가장 많이 분포된 기관이 바로 장이며, 장에서는 미주신경을 통해 뇌로 보내는 신호가 활발히 작동하기 때문이다. 실제로 세로토닌의 90% 이상이 장에서 생성되며, 건강한 장은 유해물질을 차단하고 영양소만 흡수하는 선택적 투과 기능을 갖추고 있다.

하지만 잘못된 식습관, 유전자 변이 식품, 음주, 흡연 등은 장벽을 느슨하게 하여 독소가 혈액으로 유입되는 '새는 장 증후군'을 유발한다. 이로 인해 혈관을 타고 독소가 전신에 퍼지면 피부 질환은 물론, 뇌 건강까지 위협받게 된다. 치매, 파킨슨병, 자폐증 환자의 절반 이상이 장 질환을 동반하는 것도 이 때문이다.

하버드대 허준렬 교수와 MIT 글리리아 최 교수의 공동 연구에 따르면, 임신한 쥐의 장내 미생물을 불균형 상태로 만들자 새끼 쥐에게 자폐 증상이 나타났다. 반대로 장내 세균을 제거했을 때는 자폐 증상이 사라졌다. 이처럼 장 건강은 뇌 발달과 행동에도 깊은 연관이 있다.

장 건강이 악화되면 유입된 독소가 뇌의 전두엽을 손상시켜 ADHD를 유발하고, 기저핵을 손상시키면 파킨슨병이나 근긴장이상증, 자율신경 장애로 이어질 수 있다. 장내 유익균을 건강한 사람의 대변에서 채취해 2년간 자폐 아동에게 이식한 결과, 위장 장애는 58%, 자폐 증상은 50% 개선되었다는 보고도 있다.

애리조나주립대, 캘리포니아공대 등에서도 자폐증, 파킨슨병, 조현병과 장내 미생물의 연관성을 입증한 바 있다. 또한 장 건강은 비만과도 밀접하게 관련되어 있으며, 가공식품은 장내 미생물 균형을 깨뜨리고 점막을 손상시키는 주요 원인이 된다. 프리보텔라 같은 유익균은 식이섬유를 먹이로 삼아 염증을 줄이고, 장을 보호하며 포만감을 높이는 역할을 한다.

스트레스는 수면의 질도 저하시킨다. 교감신경이 과도하게 활성화되면 뇌는 각성 상태가 되고, 멜라토닌 분비가 억제되어 깊은 수면이 어려워진다. 수면 부족은 세포 재생력과 항염 기능을 떨어뜨려 노화를 가속화한다. 결국 스트레스를 줄이면 미토콘드리아가 활성산소로부터 보호받아 에너지를 잘 생성하고, 전신에 활력과 젊음을 유지할 수 있게 된다.

근육Myokine이 우리 몸에 미치는 막대한 영향

근육은 단순히 움직임을 위한 기관이 아니라, 마이오카인이라는 항염 물질을 분비하는 내분비 기관이다. 규칙적인 운동으로 근육이 활성화되면 전신 염증이 줄고, 장내 환경도 개선되어 소화가 원활해진다. 반대로 근육이 줄어들면 전신 염증이 증가하고 장 기능도 악화된다.

근육은 뇌와 호르몬에도 긍정적인 영향을 미친다. 운동 후 근육에서 분비되는 마이오카인과 엔도르핀은 스트레스를 줄이고 기분을 좋게 만든다. 멜라토닌의 분비 사이클도 정상화되어 수면의 질이 향상된다. 또한 근력 운동은 미토콘드리아 생성을 촉진하여 세포 에너지 효율을 높이고 노화를 늦출 수 있다.

더 나아가 근육은 면역 체계와도 긴밀히 연결되어 있다. 근육에서 방출되는 특정 마이오카인은 면역세포의 활성을 조절해 감염에 대한 저항력을 높인다. 근육량이 충분한 사람은 낙상이나 골절 후 회복 속도도 빠르며, 노년기 삶의 질을 크게 좌우한다. 최근 연구에 따르면 근육은 단순한 신체 능력을 넘어서 '건강 수명'을 결정짓는 핵심 요인으로 작용한다.

결국, 근육을 유지하는 것은 단순히 몸매를 관리하는 차원을 넘어, 전신 건강과 장수의 토대를 마련하는 일이다.

몸속 균형을 지키는 세 가지 축 : 장, 수면, 에너지

우리 몸의 복원력과 활력은 마이크로바이옴, 멜라토닌, 그리고 미토콘드리아의 건강한 상호작용에 달려 있다. 마이크로바이옴은 단순한 소화 보조자를 넘어, 몸의 중심 컨트롤 타워 역할을 한다. 균형 잡힌 장내 환경은 기분을 조절하는 세로토닌과 숙면을 유도하는 멜라토닌의 분비를 원활하게 해 정신적 안정을 도모한다. 반면, 장 건강이 나빠지면 숙면이 어려워지고 스트레스 저항력도 떨어진다. 장에서 생성되는 유익한 대사산물은 미토콘드리아 기능을 활성화시켜 세포 에너지 생산을 돕지만, 장내 균형이 무너지면 오히려 독소가 쌓여 노화를 앞당긴다.

이때 중요한 역할을 하는 것이 바로 멜라토닌이다. 멜라토닌은 수면 중 분비되어 뇌의 노폐물을 제거하고 근육 재생을 촉진한다. 깊고 안정된 수면은 정신 회복은 물론, 장내 미생물 균형과 미토콘드리아의 기능까지 동시에 회복시킨다. 따라서 멜라토닌 분비를 정상화하는 것이 회복탄력성의 핵심 열쇠라 할 수 있다.

미토콘드리아는 이 모든 과정을 뒷받침하는 에너지의 중심이다. 세포의 발전소인 미토콘드리아가 활발히 작동하면 뇌 기능이 향상되고, 우울감과 피로가 줄어든다. 근육 회복과 성장도 촉진되어 전신의 활력이 살아난다. 장에서는 소화된 영양분을 흡수해 미토콘드리아로 보내며, 이는 몸 전체의 에너지 대사를 원활하게 만든다. 결국 미토콘드리아를 건강하게 유지하는 것이 젊음을 지키고 노화를 늦추는 핵심 전략이다.

몸이 보내는 5가지 경고
: 망가진 축을 복원하라

 우리는 이제 항상성을 유지하는 가장 중요한 원칙이 바로 5M임을 알게 되었다. 하지만 현실 속에서 우리의 생활은 여러 가지 이유로 인해 이 5M의 균형이 쉽게 무너지곤 한다. 이제 여러분이 일상에서 흔히 겪을 수 있는 실제적인 사례를 통해, 무너진 5M의 균형을 어떻게 회복할 수 있을지 구체적이고 실용적인 방법을 함께 살펴보자.

사례 1 : 스트레스 과잉으로 무너진 내면

많은 현대인은 업무 스트레스와 복잡한 인간관계로 인해 마음이 쉽게 흔들린다. 스트레스가 심해지면 교감신경이 과도하게 활성화되고, 코르티솔이 과잉 분비된다. 이로 인해 밤에도 긴장 상태가 지속되어 깊은 숙면을 취하기 어려워진다. 수면의 질이 떨어지면 멜라토닌 분비가 줄고, 다음 날 아침에는 몸이 무겁고 피로하게 느껴져 운동할 의욕조차 사라진다. 결국 근육은 줄어들고, 만성 피로가 누적되어 미토콘드리아의 에너지 생산 능력이 저하되며 전신의 균형이 무너지게 된다.

▶ ▶ ▶ **마인드 솔루션**

- 하루 30분 마음챙김 명상으로 스트레스를 줄인다.
- 취침 30분 전 스마트폰과 TV를 끄고, 부드러운 조명 아래서 요가나 스트레칭으로 긴장을 이완한다.
- 글쓰기, 감사편지, 축복일기 등으로 감정을 정리하고 부정적인 마음을 해소한다.
- 족욕이나 반신욕을 통해 생체 리듬을 회복하고 심신을 안정시킨다.

사례 2 : 불규칙한 식사로 장 건강이 나빠짐

잦은 외식이나 바쁜 일정으로 인해 식사 시간이 불규칙해지면 장내 미생물 환경의 균형이 흔들린다. 장내 환경이 나빠지면 영양소 흡수력이 떨어지고 면역력이 약해지며, 유해균이 증식하면서 장 내 염증이 지속적으로 발생하게 된다. 이러한 상태가 지속되면 수면의 질이 악화되고 에너지가 고갈되어 만성 피로로 이어진다. 결국 삶의 전반적인 질이 낮아지게 된다.

▶ ▶ ▶ **마이크로바이옴 솔루션**

- 하루 한 끼는 섬유질이 풍부한 식단을 실천해 장 건강을 회복한다.
- 프로바이오틱스와 프리바이오틱스를 꾸준히 섭취해 장내 균형을 맞춘다.
- 저녁에는 소화가 잘되는 음식을 선택해 장에 부담을 주지 않도록 한다.
- 16시간 공복을 유지하는 간헐적 단식을 시도해 장의 휴식 시간을 확보한다.

사례 3 : 운동 부족으로 인한 근육 감소

재택근무나 잦은 좌식 생활로 인해 신체활동이 줄어들고, 바쁜 일정 속에서 운동을 소홀히 하게 되면 근육량이 감소하고 마이오카인 분비도 현저히 줄어든다. 마이오카인이 부족해지면 항염 작용이 떨어져 전신 염증이 증가하고, 인슐린 감수성이 낮아져 혈당 관리에도 어려움이 생긴다. 근육이 줄어들면 신진대사가 느려지고 전반적인 피로감이 증가하여 미토콘드리아에도 부정적인 영향을 미치게 된다.

▶ ▶ ▶ **마이오카인 솔루션**

- 하루 7000보 걷기를 실천해 일상 속 움직임을 확보한다.
- 이틀에 한 번, 30분 이상 근력운동을 통해 근육을 자극한다.
- 단백질 섭취를 늘려 근육 생성에 필요한 재료를 공급한다.
- 주말이나 공휴일에는 운동과 야외활동을 병행해 에너지 소비를 늘린다.

사례 4 : 미토콘드리아 손상으로 인한 만성 피로

잦은 과식, 폭식, 당질 과다 섭취, 운동 부족, 산소 부족 등의 생활 습관은 미토콘드리아 기능을 떨어뜨리는 원인이 된다. 미토콘드리아가 손상되면 세포 에너지 생산이 어려워지고, 이에 따라 극심한 피로감과 무기력감이 뒤따른다. 특히 스트레스가 심하거나 밤낮이 바뀐 생활을 오래 유지하면 미토콘드리아 기능은 더욱 급격하게 저하된다.

▶ ▶ ▶ **미토콘드리아 솔루션**

- 주말에는 공기 좋은 자연 속에서 산책하거나 활동 시간을 늘린다.
- 운동량을 늘려 신체를 꾸준히 자극하고, 활동량을 생활 속에서 증가시킨다.
- 충분한 수면과 휴식을 통해 손상된 에너지를 보충하고 회복한다.
- 과식, 폭식, 고당질 음식 섭취를 줄이고 식사 균형을 조절한다.

사례 5 : 수면 부족으로 인한 생체 리듬 파괴

수면이 부족한 생활이 반복되면 멜라토닌 분비가 줄어들고, 이는 곧 생체 리듬의 붕괴로 이어진다. 멜라토닌은 단순히 수면을 유도하는 호르몬이 아니라, 전신의 염증과 산화 스트레스를 낮추는 항산화 물질이기도 하다. 잦은 야근, 저녁 시간의 정서적 긴장, 전자기기 사용, 밤낮이 뒤바뀐 생활은 멜라토닌 분비를 급격히 억제하게 만든다.

▶ ▶ ▶ **멜라토닌 솔루션**
- 밤 10시 이후에는 전자기기를 모두 끄고, 어두운 환경에서 잠자리에 든다.
- 낮 동안에는 자연광을 충분히 쬐어 세로토닌을 합성하고, 이를 통해 밤에 멜라토닌 분비를 촉진한다.
- 자는 시간과 일어나는 시간을 일정하게 유지해 수면 리듬을 안정시킨다.
- 자기 전 따뜻한 차나 미지근한 물로 긴장을 풀고, 숙면에 적합한 환경을 조성한다.
- 저녁 시간에는 마음챙김 명상, 요가, 스트레칭 등으로 교감신경을 안정시킨다.

나만의 5M 루틴을 찾아라 : 맞춤형 항노화 전략

사람마다 처한 환경이나 일상, 타고난 유전자와 성격 등의 차이로 인해 5M 실천에도 강약과 비율의 차이를 두는 것이 바람직하다. 다시 말해, 자신의 5M 프로파일을 충분히 고려해 자신에게 꼭 맞는 맞춤형 5M 실천 로드맵을 짜야 한다.

현재의 건강 상태와 생활 습관 등 다양한 요소를 고려해 만든 개인 맞춤형 5M 실천이 필요하다. 예를 들어 불면증으로 매일 새벽까지 잠을 이루지 못하는 사람이라면, 가장 시급한 실천은 멜라토닌 솔루션이 될 것이다. 왜 불면증이 생기는지 스스로 탐색하고, 정확한 원인을 찾아야 한다. 혼자 힘으로 원인을 규명하기 어렵다면 수면 전문의를 찾아 진단받는 것이 중요하다. 정신적 스트레스, 신체 활동 부족, 수면 환경의 문제, 유전적 요인, 호르몬 불균형, 장 건강 악화 등 불면증의 원인은 매우 다양하며, 개인이 쉽게 파악하지 못하는 경우도 많기 때문이다.

또한, 과민성대장증후군IBS으로 고생하고 있다면 마이크로바이옴 솔루션이 최우선 과제가 될 것이다. 장 건강을 회복하기 위해서는 식이섬유가 풍부한 음식을 충분히 섭취하고, 스트레스를 줄이며, 프로바이오틱스를 꾸준히 복용하는 등 기본적인 실천이 필수적이다. 그러나 혼자서 관리가 어려울 경우 의학적 도움을 받아야 할 수 있다.

이처럼 사람마다 각기 다른 5M 프로파일을 면밀히 분석해 그에 맞는 솔루션을 적용하는 것이 중요하다. 따라서 5M 실천의 우선순위도 개인마다 다를 수밖에 없으며, 자신에게 가장 시급한 약한 고리를 먼저 집중적으로 실천하는 것이 바람직하다.

5M 관리의 첫걸음, 우선순위 진단

그렇다면 어떻게 자신의 5M 프로파일에서 가장 시급한 우선순위를 찾을 수 있을까? 우선 현재 자신이 겪고 있는 불건강의 징후에 귀 기울여야 한다. 불면증, 만성 피로, 소화 장애, 근감소 등 다양한 문제가 한꺼번에 나타날 수도 있기 때문에 자신에게 가장 심각한 문제부터 인식해야 한다.

생활 습관이나 직업적 상황 또한 중요한 판단 기준이 된다. 예를 들어, 밤낮이 바뀌는 교대근무나 야간 근무가 잦다면 장 건강과 수면 루틴부터 회복하는 것이 우선이며, 하루 종일 앉아 일하는 사무직이라면 근력 운동을 실천의 출발점으로 삼는 것이 효과적이다. 만약 스트레스가 극심한 직장 환경에 처해 있다면 마음의 안정부터 돌보는 것이 우선일 수 있다.

보다 객관적으로 우선순위를 정하고 싶다면 간단한 건강 검사를 활용하는 것도 도움이 된다. 근육량과 체지방률을 확인하는 인바디 검사, 장내 미생물의 균형을 확인하는 대변 검사, 수면의 질을 측정하는 수면 검사, 스트레스 상태를 평가하는 심박변이도$_{HRV}$ 검사 등을 통해 자신의 5M 상태를 보다 정확하게 파악할 수 있다.

가장 시급한 5M 축을 먼저 찾아 집중적으로 관리하는 것이 출발점이지만, 나머지 네 가지 축을 무시하거나 방치해서는 안 된다. 예컨대 장 건강이 나빠 이를 집중적으로 관리한다 하더라도 심한 스트레스가 지속된다면 그 효과는 제한적일 수밖에 없다.

따라서 가장 시급한 축부터 확실히 개선하되, 동시에 나머지 축들의 건강 상태도 주기적으로 점검하고 부족한 부분은 보완해야 한다. 하나의 축을 집중 관리해 성공했다면, 그로 인해 파생되는 긍정적인 영향을 발판 삼아 다른 축까지 순차적으로 변화시켜야 한다.

이러한 단계적이고 통합적인 접근법이야말로 몸의 건강을 지속 가능하게 유지하고, 노화를 늦추며, 활력 있는 삶으로 나아가게 만드는 5M 관리법의 핵심 전략이다.

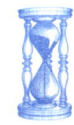

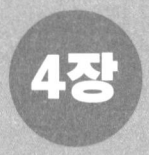

마인드

: 마음의 평정이 몸의 평형을 지킨다

01
건강은 완벽이 아닌 조화다

02
노화를 앞당기는 조용한 암살자,
스트레스

03
노화를 늦추는 마음의 방패,
항상심과 중용

04
무의식의 습관을 깬다
: 마음놓침에서 마음챙김으로

05
평온함으로 가는 길
: 마음챙김은 자기 발견의 여정

06
즉각적 쾌감의 늪에서 벗어나기
: 도파민 중독 탈출법

07
먹는 방식을 바꾸면 삶도 달라진다,
마음챙김 식사법

08
내면의 중심을 지키는 항상심 실천법

01

건강은 완벽이 아닌 조화다

필자가 제안하는 항상성 노화는 건강을 정의하는 가장 이상적인 개념이라 할 수 있다. 이러한 건강 철학의 기반을 세운 인물은 독일의 철학자 한스 게오르크 가다머Hans-Georg Gadamer다. 그는 어린 시절 소아마비로 평생 근골격계 질환에 시달렸지만, 100세까지 장수하며 90대에도 상단에 섰다.

가다머는 치료를 단순히 질병의 제거가 아닌 '온전성Ganzheit'의 회복으로 보았다. 그가 말한 온전성이란 완전무결함이 아니라, 상처 없이 조화를 이루는 상태다. 장애가 있더라도 몸과 마음의 평형을 유지할 수 있다면 그것이 진정한 건강이라는 뜻이다.

또한 그는 치료를 의사와 환자가 대등한 존재로 만나 서로의 실존적 체험을 나누는 조화와 회복의 과정으로 이해했다. 이는 단순한 기술적 치유가 아닌, 인간 대 인간의 깊은 교감이 실현되는 실천이기도 하다.

그의 건강관은 '감추어진 조화'와 '본래의 평형'을 회복하는 자기회복 과정에 방점이 찍혀 있다. 현대인이 잃어버린 가장 중요한 가치가 바로 이 평형이다. 인간은 유기체이며, 몸과 마음, 사회적 관계 속에서 유기적 균형을 이루며 살아간다.

항상성은 이러한 평형을 유지하려는 생물학적·심리적 메커니즘이다. 신체의 항상성은 마음의 평정, 즉 '항상심'과 깊이 연결되어 있으며, 어느 한쪽이 무너지면 전체 건강도 쉽게 흔들린다. 결국 미토콘드리아, 마이오카인, 멜라토닌, 마이크로바이옴, 그리고 마인드는 서로 되먹임하며 하나의 유기적 전체성을 이룬다. 이 통합이 바로 건강의 본질이다.

장과 뇌 사이의 무한 고속도로

우리 몸속에서는 매 순간 놀라운 소통이 일어나고 있다. 바로 뇌와 장 사이의 소통이다. 뇌는 장에 신호를 보내고, 장은 다시 뇌에 신호와 물질, 호르몬을 전달하고 있다.

뇌와 장 사이에는 마치 고속도로처럼 빠르고 정교한 통신망이 놓여 있다. 이 고속도로를 통해 끊임없이 신호를 주고받는 두 기관이 바로 뇌와 장이다. 얼핏 보기에는 전혀 무관해 보이는 두 기관이지만, 사실상 무한한 소통을 통해 우리의 건강을 최전선에서 움직이고 있다.

이처럼 뇌와 장은 장-뇌 축을 통해 긴밀히 연결되어 있다. 이 축은 단순히 정보교환을 넘어, 두 기관이 서로 깊이 영향을 주고받는 통합된 시스템이라는 의미를 지닌다.

실제로 뇌가 스트레스를 받을 경우 장의 기능이 급격히 저하된다. 반대로 장의 건강이 나쁘면 우울증이나 불안감 같은 정신적 문제가 발생한다.

장-뇌 축의 연결 방식	상호 역할
미주신경 Vagus nerve	장과 뇌 사이의 가장 중요한 신경 전달로, 신호를 양방향으로 전달
신경전달물질	세로토닌, 도파민 등 뇌에서 기분을 조절하는 신경전달물질의 상당 부분이 장에서 생성됨
장내 미생물	미생물의 균형이 깨지면 불안, 우울증, 스트레스 증가
면역 시스템	장내 면역 반응이 뇌의 염증과 인지 기능에 직접적 영향

특히 주목할 점은 인간의 행복감과 정서적 안정감을 조절하는 세로토닌의 90% 이상이 바로 장에서 생성된다는 사실이다. 세로토닌은 심리적 안정과 수면, 기억력, 심혈관 기능, 소화 기능에까지 깊이 관여하는 물질로, 이 호르몬이 부족하면 우울감과 불안감을 쉽게 느낄 뿐 아니라 내장 기능과 신진대사에도 부정적인 영향을 줄 수 있다. 세로토닌을 '행복호르몬'이라고 부르는 이유도 여기에 있다.

따라서 세로토닌의 분비가 활성화되면 장 기능이 정상화되고, 장과 연결된 뇌에서도 긍정적인 심리 변화가 나타난다. 장내 미생물이 건강하고 균형 있게 유지될 때 세로토닌 생성이 원활해지며, 이는 곧 뇌의 정서적 안정과 인지 기능 향상으로 이어진다. 결국 장내 환경을 건강하게 유지하는 것이야말로 정신적·감정적 건강을 지키고 노화를 늦추는 가장 기본적인 방법이라고 할 수 있다.

실제로 미국 캘리포니아대학교(UCLA) 연구팀은 프로바이오틱스(유익균)를 섭취한 사람들의 뇌에서 감정 조절과 관련된 영역의 활동이 증가하고, 불안감이 크게 감소한 사실을 확인하였다. 또한 하버드 의과대학 연구진은 만성 스트레스에 장기간 노출된 사람들의 장내 미생물이 급격히 변화하며, 이 변화가 다시 뇌 기능과 정서 상태를 악화시킨다는 점을 밝혀냈다. 아울러, 특정 식이섬유가 풍부한 식단을 통해 장내 미생물 균형을 회복하자 참가자들의 스트레스와 불안 수준이 눈에 띄게 줄어든 사실도 확인되었다.

이러한 연구 결과를 통해, 가장 중요한 건강 원칙 중 하나가 바로 식이섬유가 풍부한 음식을 섭취하는 것임을 알 수 있다. 요거트, 김치, 사우어크라우트 등과 같은 유산균이 풍부한 발효식품, 다양한 색상의 채소와 과일, 견과류와 같은 섬유질 식품을 정기적으로 섭취하는 일은 장내 세균의 균형을 유지하고 장-뇌 축의 원활하고 긍정적인 소통을 돕는 가장 확실한 건강 실천 방법이라 할 수 있다. 즉, 유산균의 먹이가 되는 성분인 프리바이오틱스가 풍부한 식이섬유를 통해 장내 유익균의 활성을 유도하고 그 생태계를 건강하게 조성해야 한다.

또 다른 중요한 건강 요소는 스트레스 관리다. 명상, 요가, 호흡 운동과 같은 스트레스 관리 기법은 장-뇌 축을 안정화시키는 데 큰 도움을 줄 수 있다. 실제로 이러한 스트레스 감소 기술을 꾸준히 실천한 사람들은 장내 미생물의 균형이 더 빨리 회복되고, 장과 뇌 사이의 신호 전달이 보다 원활해져 전반적인 건강 상태가 향상되었다는 연구 결과도 있다.

02

노화를 앞당기는 조용한 암살자, 스트레스

많은 사람이 노화를 떠올릴 때 피부 주름이나 체력 저하와 같은 겉으로 드러나는 변화를 먼저 생각한다. 하지만 진정한 노화는 눈에 띄지 않게, 훨씬 더 은밀하고 교묘하게 진행된다. 이때 핵심적인 역할을 하는 것이 바로 스트레스다.

스트레스는 원래 우리 몸이 위험을 감지했을 때 나타나는 본능적인 생존 반응이다. 선사시대에는 맹수와 마주했을 때처럼 생명을 지키기 위해 반드시 필요한 반응이었다. 그러나 현대사회에서는 스트레스가 너무 자주, 또 너무 오래 지속되는 것이 문제다. 만성적인 스트레스는 몸과 마음을 끊임없이 공격하고, 결국 조기 노화를 유발하는 핵심 요인으로 작용한다.

스트레스가 만성화되면 몸에서는 스트레스 호르몬인 코르티솔이 지속적으로 분비된다. 이 호르몬은 단기적으로는 신체를 보호하지만, 장기간 분비되면 오히려 세포와 조직에 손상을 준다. 특히 코르티솔의 지속적인 분비는 혈압과 혈당을 높이고, 면역력을 약화시키며, 뇌의 기억 중추인 해마를 위축시킨다. 이는 신체 전반의 노화를 가속하고 각종 만성질환의 발병 가능성을 높인다.

하버드 의과대학 연구에 따르면, 만성 스트레스에 시달리는 사람은 같은 나이의 사람보다 세포 수준에서 더 빠르게 노화가 진행된다. 연구 결과, 스트레스를 장기간 경험한 사람들은 염색체 말단에 위치한 텔로미어의 길이가 눈에 띄게 짧아졌다는 사실이 밝혀졌다. 텔로미어는 세포의 수명을 결정하는 보호막 역할을 하는데, 그 길이가 짧아질수록 노화는 빨라지고 수명은 줄어든다.

또한 미국 샌프란시스코 캘리포니아대학교 UCSF의 연구에서도 알츠하이머병이나 심혈관 질환 등 퇴행성 질환 환자들 다수가 질병 발생 이전에 장기적인 스트레스를 겪었다는 공통점이 발견되었다. 이는 스트레스가 신체적, 정신적 노화를 앞당기고 각종 질병의 주요 원인이 될 수 있음을 시사한다.

스트레스가 노화를 가속하는 메커니즘은 매우 복잡하고 다양하다. 우선 스트레스는 뇌 기능을 억제하고, 신경세포의 손상을 유발한다. 장기적으로는 신경세포의 재생 능력을 떨어뜨려 기억력 저하와 인지 기능 감퇴를 일으킨다. 이는 결국 인지적 노화를 촉진하게 된다.

또한 만성 스트레스는 면역력을 저하시킨다. 스트레스 호르몬 수치가 높게 유지되면 면역 체계가 혼란에 빠지고, 작은 감염에도 취약해지며 염증이 만성화된다. 이는 피부를 포함한 여러 기관의 노화를 가속하고, 심장병과 당뇨병 같은 만성질환의 위험도 증가시킨다.

특히 스트레스는 장내 미생물에도 직접적인 악영향을 미친다. 스트레스가 지속되면 장내 환경의 균형이 무너지면서 유해균이 유익균보다 우세해지고, 이로 인해 장내 염증이 심해진다. 장벽 손상으로 독소가 혈류에 유입되면서 '새는 장 증후군 leaky gut syndrome'이 발생하게 된다.

이처럼 장 점막의 투과성이 높아진 상태에서는 병원균, 독소, 항원 등이 혈액 속으로 들어가 면역 체계를 자극한다. 이로 인해 자가면역 질환, 감염성 질환, 만성피로 증후군, 염증성 장질환, 관절염, 정신성 질환 등 다양한 질환이 발생하거나 기존 질환이 악화될 수 있다.

새는 장 증후군은 과민성대장증후군, 음식물 알레르기, 항암치료 후 점막염, 류마티스 관절염, 크론병, 궤양성 대장염, 다발성 외상, 화상, 만성피로, 정신성 질환 등 다양한 질환과 연관되어 있으며, 증상 역시 매우 다양하게 나타난다.

이를 예방하고 치료하기 위해서는 원인을 제거하고 장 기능을 회복해야 한다. 즉, 유해한 음식물이나 약물의 오·남용을 피하고, 정신적 스트레스를 줄여야 한다. 이와 함께 장 점막의 방어 기능을 높이는 유산균, 초유 등의 보조 물질을 섭취함으로써 증상을 완화하고 근본적인 회복을 도모할 수 있다. 결국 스트레스는 장에서 시작해 전신에 염증을 퍼뜨리고, 신체적·정신적 노화를 앞당긴다.

스트레스 관리와 회복력

다행히 최근 연구들은 스트레스를 효과적으로 관리하면 이 은밀한 노화 방아쇠를 무력화할 수 있다는 사실을 보여주고 있다. 명상, 요가, 태극권과 같은 심신 안정 프로그램을 실천한 사람들은 스트레스 호르몬 수치가 감소하고, 텔로미어 길이가 더 길게 유지되거나 짧아지는 속도가 늦춰지는 경향을 보였다.

스트레스 관리 방법	효과적인 노화 지연 효과
명상, 마음챙김	코르티솔 감소, 텔로미어 길이 유지
규칙적 운동	스트레스 호르몬 억제, 뇌 건강 향상
건강한 식단	장내 미생물 균형 유지, 염증 억제
충분한 수면	신경세포 재생 촉진, 면역력 강화

스트레스를 관리하는 가장 좋은 방법은 스트레스 자체를 완전히 피하는 것이 아니라, 스트레스에 대한 반응과 회복력을 강화하는 것이다. 스트레스가 찾아오더라도 빠르게 회복할 수 있도록 마음과 몸의 내적 능력을 키우는 것이 중요하다.

우리는 하루를 살아가면서 피할 수 없는 스트레스를 만난다. 하지만 중요한 것은 그 스트레스가 우리 몸과 마음에 얼마나 오래 머무르느냐이다. 만성적인 스트레스는 신체적·정신적 노화를 앞당기지만, 꾸준한 관리와 작은 습관의 변화만으로도 스트레스를 다스리고 노화를 효과적으로 늦출 수 있다.

03

노화를 늦추는 마음의 방패,
항상심과 중용

　불교의 마조馬祖 대사는 '평상심시도平常心是道'라고 했다. 평상심이 곧 도라는 뜻이다. 평상심은 평범한 일상 속에서도 자기 주체성을 잃지 않고 성찰적으로 살아가는 태도를 의미한다. 인위적으로 분별하지 않는 평정의 상태, 언제나 한결같은 마음을 가리킨다. 때로는 어떠한 상황에도 흔들리지 않는 부동심을 뜻하기도 한다.
　그러나 인간은 본래 마음의 변화와 요동을 피할 수 없다. 내가 마음을 지키려 해도 세상은 끊임없이 흔든다. 인생은 종종 항해에 비유된다. 평화로운 바다 위를 나아가다가도 갑작스러운 폭풍과 파도를 만나는 것, 그것이 인생이다. 이럴 때 필요한 것이 바로 평상심이자 부동심, 곧 '항상심恒常心'이다.
　항상심은 어떤 상황에서도 내면의 평정을 유지하는 마음가짐이다. 외부 자극에도 쉽게 흔들리지 않고 중심을 지키는 상태다.『주역』에는 '입심물항 흉立心勿恒凶'이라 하여, 마음을 세우되 항상심이 없으면 흉하다고 했다. 마음을 바르게 세우고 흔들리지 않는 것이 건강과 삶 모두에서 중요하다는 교훈이다. 항상심을 잃으면 몸의 항상성도 무너지고 결국 건강도 위협받는다.

항상심은 예나 지금이나 이루기 어려운 덕목이다. 특히 현대사회에서는 더욱 힘들다. 세상은 빠르게 변하고, 인터넷과 스마트폰을 통해 우리는 하루에도 수십 번씩 새로운 자극과 정보를 접한다. 이로 인해 감정의 롤러코스터를 타듯 변화를 겪는다. 문제는 이런 반복된 감정 변동과 스트레스가 신체적·정신적 노화를 가속한다는 점이다. 따라서 항상심은 단순한 철학 개념이 아니라, 건강과 수명을 좌우하는 실질적 항노화 전략이다.

동양 철학에서 항상심을 유지하는 핵심 방법은 '중용中庸'이다. 중용은 지나침도 부족함도 없는 균형 잡힌 상태를 뜻한다. 감정이나 욕망이 극단으로 치우치지 않도록 내면을 살피고 조절하는 것이다.

최근 의학 연구도 이를 뒷받침한다. 스탠퍼드대학 연구에 따르면, 감정이 안정적이고 긍정적인 사람들은 텔로미어가 더 길고 노화 속도도 현저히 느렸다. 이는 감정의 극단적 변화를 피하고 평정심을 유지하는 것이 노화 방지의 중요한 전략임을 보여준다. 항상심은 감정의 급격한 변화를 막아 몸과 마음을 보호하는 방패이며, 중용은 그 방패를 세우는 실천적 방법이 된다.

하버드대학 연구에서는 만성적인 감정 변동과 스트레스가 혈압과 혈당을 높이고, 만성 염증을 유발해 노화와 수명을 단축시키는 주요 원인이 된다고 밝혔다. 반대로 평정심을 유지하는 사람들은 심혈관 질환, 당뇨병, 우울증 등 만성질환 위험이 현저히 낮았다.

감정의 균형이 만드는 젊음

항상심과 중용을 실천하는 방법은 복잡하지 않다. 핵심은 일상에서 자신의 감정을 인식하고 한 걸음 물러나 객관적으로 바라보는 습관이다. 감정이 격해질 때 잠시 눈을 감고 천천히 호흡을 고르며 "지금 내가 느끼는 감정은 무엇인가?"라고 스스로 묻는 것만으로도 큰 변화를 만들 수 있다.

미국 메이요 클리닉 연구에 따르면, 명상과 마음챙김 훈련을 받은 사람들은 스트레스 상황에서도 코르티솔 수치가 낮게 유지되었으며, 심박수와 혈압도 안정적이었다. 평정심과 중용의 태도를 꾸준히 실천하면 스트레스 호르몬의 만성적 상승을 막고 세포 노화를 늦출 수 있다.

UCLA 연구에서는 감정의 균형을 잘 유지하는 사람들이 뇌의 회색질 밀도가 더 높고, 인지 기능과 기억력 유지에도 유리하다는 결과가 나왔다. 이는 감정의 균형이 뇌를 건강하고 젊게 유지하는 데 필수적임을 시사한다.

항상심을 세우는 실천법	효과
일상적 호흡 관찰과 명상	코르티솔 감소, 혈압 안정
감정 알아차리기 (마음챙김)	감정적 평정 유지, 인지력 향상
감사하기 연습	스트레스 감소, 면역력 증가
규칙적이고 절제된 생활 습관	신체적, 정신적 균형 유지

이러한 실천법들은 단순해 보이지만, 장기적으로는 우리의 신체와 정신 건강을 유지하고 노화를 효과적으로 늦추는 데 커다란 영향을 미칠 수 있다.

미국의 마음챙김 명상 지도자이자 심리학자인 존 카밧진 Jon Kabat-Zinn은 수십 년간 명상과 중용의 실천을 통해 자신의 건강과 정신적 균형을 유지해왔다. 그는 현재 80대가 넘었음에도 불구하고 왕성한 활동을 이어가고 있으며, 신체적·정신적 건강을 젊은 세대 못지않게 유지하고 있다. 이는 중용과 항상심의 실천이 장기적인 건강과 활력을 유지하는 데 강력한 힘을 발휘할 수 있음을 보여주는 대표적인 예라 할 수 있다.

중요한 것은 항상심을 단순히 추상적인 개념으로 머무르게 하지 않고, 매일의 습관 속에서 실천적으로 만들어내는 마음 상태로 체화하는 것이다. 감정이 흔들리고 스트레스가 밀려올 때, 중용과 평정심으로 한 걸음 물러서 자신의 내면을 고요히 들여다보는 연습을 꾸준히 해야 한다.

결국 항상심과 중용의 실천은 우리의 몸과 마음이 노화라는 폭풍우 속에서도 흔들림 없이 항해할 수 있도록 해주는 강력한 닻이자 지침이다. 이러한 내적 균형과 평정심을 유지하는 것은 우리가 인생의 여정에서 건강하고 품위 있게 나이 들어가는 가장 확실한 방법이다.

평정심과 중용으로 세운 항상심은 외부의 폭풍우에도 흔들리지 않으며, 우리의 인생을 더욱 건강하고 아름답게 지켜주는 토대가 된다.

04

무의식의 습관을 깬다
: 마음놓침에서 마음챙김으로

현대인들은 아침에 눈을 뜨는 순간부터 잠들기 전까지 수많은 생각과 정보에 휘둘리며 살아간다. 그러나 실제로 자신이 하는 행동이나 느끼는 감정에 집중하는 순간은 얼마나 될까? 대부분 쉽게 답하지 못한다. 이것이 바로 '마음놓침Mindlessness' 상태다. 현재를 인식하지 못한 채 자동조종처럼 살아가는 이 마음놓침은 정신적 스트레스와 노화를 가속하는 주요 원인이다.

마음놓침은 몸과 마음이 따로 노는 상태다. 예컨대 식사하면서도 음식 맛을 느끼지 못하거나, 운전했지만 경로를 기억하지 못하는 경우가 그렇다. 이렇게 무의식적으로 행동할 때 뇌는 스트레스 호르몬 코르티솔을 과도하게 분비한다. 그 결과 만성 피로, 염증 증가, 신체적 노화로 이어진다.

이 악순환을 끊는 가장 효과적인 방법이 '마음챙김Mindfulness'이다. 마음챙김 명상은 특정한 명상법을 가리키기도 하고, 영어 'Mindfulness'의 번역어로 쓰이기도 한다. 최근에는 '알아차림'이라는 표현도 쓰이는데, 이는 마음챙김이 어떤 대상을 의식적으로 인식하고 주의를 기울이는 행위이기 때문이다.

마음챙김은 남방 불교의 전통 명상법인 위빠사나Vipassana에서 비롯되었으며, 동아시아의 화두 참선·간화선과도 목적을 공유한다. 참선은 더 넓은 개념으로, '참參'은 참구·참여를, '선禪'은 빠알리어 'jhana'에서 온 '선나禪那'를 의미한다. 한국의 참선은 특히 화두를 일념으로 참구하여 깨달음에 이르는 간화선을 뜻한다. 이들 모두의 목적은 마음의 평정과 깨어있음, 궁극적으로는 통찰에 있다.

비록 기원은 불교에 있지만, 마음챙김은 현대에 와서 종교적 색채를 벗고 심리학과 의학을 통해 과학적 효과가 입증된 수련법으로 자리 잡았다. 마음챙김은 1차 자극(감각, 생각 등)을 있는 그대로 인식하고 불필요한 2차 반응을 줄이는 훈련이다. 호흡 관찰, 몸의 감각에 주의 기울이기, 떠오르는 생각과 감정을 판단하지 않고 바라보는 연습 등이 대표적 방법이다.

1970년대 이후 마음챙김은 서구 사회에 널리 퍼졌다. 『타임』지는 2000년대 초 "미국 성인 8명 중 1명이 정기적으로 명상을 하며, 명상은 면역 강화와 스트레스 감소에 효과적이다"라고 보도했다. 팀 페리스의 『타이탄의 도구들』에 따르면, 세계적 리더의 80%가 마음챙김을 꾸준히 실천했고, 그 결과 일반인보다 30~50% 더 많은 일을 하면서도 스트레스는 절반 이하로 줄었다.

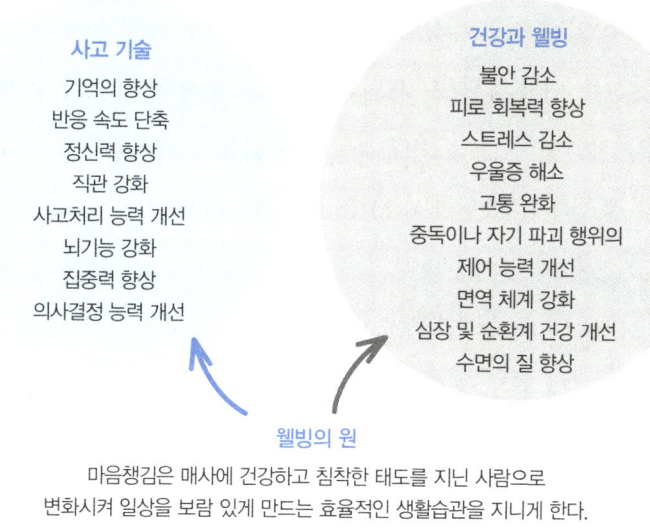

사고 기술
기억의 향상
반응 속도 단축
정신력 향상
직관 강화
사고처리 능력 개선
뇌기능 강화
집중력 향상
의사결정 능력 개선

건강과 웰빙
불안 감소
피로 회복력 향상
스트레스 감소
우울증 해소
고통 완화
중독이나 자기 파괴 행위의
제어 능력 개선
면역 체계 강화
심장 및 순환계 건강 개선
수면의 질 향상

웰빙의 원
마음챙김은 매사에 건강하고 침착한 태도를 지닌 사람으로
변화시켜 일상을 보람 있게 만드는 효율적인 생활습관을 지니게 한다.

자기 인식과 삶의 기술
자기 이해 능력 개선
습관적 반응에서 해방
의사소통 능력 개선
발표 능력 개선
공감 능력 개선
감성 지능 향상
회복탄력성 강화

행복의 성취
자존감 향상
자신감 향상
여기에서 얻는 만족감 증가
인간관계 개선
직업 만족도 증가
목표에 대한 집중력 향상
완전한 잠재력 발현

존 카밧진 박사는 마음챙김을 미국 사회에 정착시킨 핵심 인물이다. 그는 1979년 '마음챙김에 기반한 스트레스 감소 프로그램MBSR'을 개발했다. 베트남 출신 틱낫한Thich Nhat Hanh 스님과 한국의 숭산

스님 역시 이 과정에 큰 영향을 주었다. 숭산스님은 달라이 라마, 틱낫한과 함께 세계 4대 생불로 불릴 만큼 위대한 선사로, 한국 불교를 세계에 알린 인물이기도 하다.

카밧진은 마음챙김을 "개념이나 좋은 생각이 아니라 존재의 방식"이라 정의했다. 그는 MIT에서 분자생물학 박사학위를 받고 매사추세츠 주립대학 병원에서 MBSR을 체계화했다. 이 프로그램은 불교적 요소를 제거하고 과학적 맥락에 맞춘 8주 훈련으로 발전했다. MIT·보스턴대 공동 연구에 따르면, MBSR 참가자는 감정 조절을 담당하는 뇌의 편도체 활성도가 크게 낮아졌다.

이후 수많은 연구가 축적되면서 마음챙김은 심리 안정, 불안 완화, 뇌 기능 향상, 면역 개선에 효과적인 방법으로 인정받았다. 마이크 앤슬리Mike Annesley는 저서 『마음챙김에 대한 거의 모든 것』에서 수십 년간의 연구를 종합해, 마음챙김이 개인의 정신적·신체적 건강을 지키는 가장 강력한 도구임을 강조했다.

마음챙김 명상, 과학으로 입증된 효과

마음챙김 명상은 현대에 가장 각광받는 연구 분야 가운데 하나다. 매년 1,500편이 넘는 논문이 발표될 정도로 관심이 크다. 꾸준히 수련하면 뇌의 구조와 기능이 긍정적으로 변화한다는 사실도 여러 연구에서 확인되었다.

종교적 이유로 명상을 꺼리는 경우도 있지만, 심리치료와 정신의학에서 활용되는 'MBSR'은 종교적 색채를 배제하고 심리과학적으로 정립된 수련법이다. 따라서 종교와 상관없이 누구나 실천할 수 있다.

빌 게이츠Bill Gates 역시 명상에 회의적이었지만, 유발 하라리Yuval Harari의 책을 읽고 태도가 바뀌었다. 하라리는 "마음속 걱정의 99%는 허구"라는 통찰을 얻었고, 명상이 세계를 바라보는 자신의 방식이라고 강조한다. 빌 게이츠는 명상을 통해 큰 변화를 경험하며 "마음챙김은 신앙이나 신비주의적 체험과 무관하다. 이는 생각에 주의를 기울이고, 거리를 두는 법을 배우는 과정"이라고 말했다. 그는 명상을 더 일찍 시작하지 못한 것을 후회한다고 밝히기도 했다.

마음챙김 명상은 스트레스 관리와 심신 건강뿐 아니라 학습 수행과 업무 능률 향상에도 효과적이다. 연구에 따르면 문제 해결 능력과 창의성을 높이고, 정서 지능EQ과 감정 조절 능력을 향상시키며, 주의력을 강화하고 학습 스트레스를 줄이는 데 도움이 된다.

이 효과는 성인뿐 아니라 어린이에게도 크다. 특히 메타인지 능력을 키우는 데 유용하다. 메타인지는 '생각에 대한 생각', 즉 자신의 사고 과정을 인식하는 능력이다. 마음챙김은 외부 자극에 즉각 반응하기보다 한 걸음 물러나 자신의 생각과 감정을 관찰하는 태도를 기르게 한다. 이 과정에서 '경험하는 나'와 '생각하는 나'를 분리하고, '관찰하는 나'를 활성화할 수 있다.

마음챙김으로 메타인지가 자라면, 일이나 공부에서 보다 냉정하고 객관적으로 문제를 바라볼 수 있다. 이는 더 나은 해결책을 찾는 지름길이 된다.

05

평온함으로 가는 길
: 마음챙김은 자기 발견의 여정

마음챙김은 나를 발견하고 나를 찾아가는 방법이기도 하다. 『내면 소통』의 저자 김주환 교수는 "고요함 속에 머물며 알아차림으로서의 나의 본모습을 인식하는 것이 명상이며, 자기 안에 존재하는 본성이 곧 평온이고 행복임을 깨닫는 것이 마음챙김이다"라고 설명한다.

『알아차림에 대한 알아차림』을 집필한 루퍼트 스파이라Rupert Spira는 마음챙김을 "가장 깊고 본질적인 내면에 존재하는 평온함과 행복에 도달하기 위해, 마음을 가라앉히고 집중하며 관찰하는 수행으로, 마음의 본질을 명료하게 보고자 하는 것"이라고 정의한다.

마음챙김은 선입견과 달리 의외로 쉽다. 생각이 많더라도 충분히 실천할 수 있으며, 올바른 방법을 따르면 누구나 효과를 체감할 수 있다. 수련자는 깊은 휴식과 알아차림을 경험하고, 정신적 능력을 극대화하며, 불필요하게 마음이 흔들리는 시간을 줄여 삶 전체의 시간을 절약할 수 있다.

마음챙김을 통해 알아차림의 상태에 이르면 다양한 정신적 유익을 경험할 수 있다. 마음챙김을 통해 얻을 수 있는 대표적인 유익은 다음과 같이 다섯 가지로 요약할 수 있다.

> - **온전한 휴식** – 일에서 잠시 벗어나 완전한 쉼을 경험할 수 있다.
> - **멈춤** – 바쁜 움직임에서 벗어나 느림과 정지의 감각을 회복할 수 있다.
> - **내면 들여다보기** – 외부 자극에서 벗어나 온전히 자기 자신에게 집중할 수 있다.
> - **알아차림** – 무심코 흘려보냈던 마음의 움직임을 자각하게 된다.
> - **초점** – 흐트러진 마음을 하나로 모아 통일된 의식 상태에 도달할 수 있다. 이때 자기를 깊이 느끼고 통찰을 얻게 된다.

마음챙김은 떠오르는 생각이나 감정에 반응하며 과거나 미래를 떠올리는 것이 아니라, 지금 이 순간에 의식을 집중하도록 도와주는 마음 훈련 도구다. 이를 통해 우리는 삶의 매 순간을 더욱 온전히 경험할 수 있게 된다. 또한 현재라는 시간 속에서 정보를 얻고, 지금 이 자리에서 벌어지는 일들을 관찰하고 받아들이는 태도를 기를 수 있다. 그래야 다가올 진짜 미래를 헤쳐 나갈 수 있으며, 어려움이 닥쳤을 때 이를 이겨내고, 집중이 필요한 중요한 순간에 온전히 현재에 머무를 수 있게 된다.

좀 더 마음챙김 명상에 가까워지기 위해서는 몇 가지 마음가짐을 지키는 것이 중요하다. 이는 MBSR 프로그램을 창시한 존 카밧진 박사가 제시한 '마음챙김의 7가지 태도'를 통해 확인할 수 있다. 마음챙김을 실천할 때마다 이 지침을 떠올리며 음미하기 바란다.

> **마음챙김의 7가지 태도**
>
> 1. 판단하려 하지 말라 Non-judgment : 생각이나 감정에 대해 좋고 나쁨을 판단하지 않고 있는 그대로 바라본다.
>
> 2. 인내심을 가져라 Patience : 모든 것이 스스로의 시간에 따라 펼쳐질 수 있도록 현재 순간에 온전히 머무르며 기다린다.
>
> 3. 처음 시작할 때의 마음을 간직하라 Beginner's mind : 모든 순간을 마치 처음 경험하는 것처럼 신선한 시각과 호기심으로 대한다.
>
> 4. 믿음을 가져라 Trust : 자신의 경험과 직관, 그리고 자신의 내면의 지혜에 대해 믿음을 갖는다.
>
> 5. 지나치게 애쓰지 말라 Non-striving : 결과에 집착하지 않고, 잘 해야 한다는 부담감 없이 임한다.
>
> 6. 수용하라 Acceptance : 현재의 상황이나 경험을 원하는 방식이 아니라 실제로 있는 그대로 인정하고 받아들인다.
>
> 7. 내려놓아라 Letting-go : 생각, 감정, 경험 등에 집착하거나 붙잡으려 하지 않고, 그것들이 자연스럽게 흘러가도록 놓아준다.

마음챙김의 기초, 호흡 명상

마음챙김 명상은 큰 효과가 있지만, 주의도 필요하다. 자격 있는

지도자 없이 무리하게 수행하면 불안, 우울, 환각 같은 부작용이 나타날 수 있다. 실제로 수행자의 약 10%에서 이런 문제가 보고된다. 따라서 불편한 증상이 나타나면 즉시 중단하고 전문가의 도움을 받아야 한다.

가장 기본이 되는 훈련은 호흡 명상이다. 호흡은 단순한 생리 작용을 넘어 몸과 마음을 연결하는 핵심 활동이다. 깊은 호흡은 자율신경을 안정시키고 긴장을 완화하며, 심리적 안정을 이끈다. 공황 발작처럼 호흡이 불안정해질 때 나타나는 증상은 호흡 훈련으로 개선할 수 있다. 『호흡의 기술』의 저자 제임스 네스터James Nestor도 바른 호흡의 중요성을 강조하며, 코호흡과 숨 참기 훈련 등이 효과적이라고 말한다.

실생활에서 활용할 수 있는 간단한 방법이 '1분 명상'이다. 마크 윌리엄스Mark Williams 교수가 저서 『8주 나를 비우는 시간』에서 제시한 이 방법은 바쁜 현대인에게 적합하다. 의자에 바르게 앉아 눈을 감고 호흡의 감각을 따라가며, 떠도는 마음을 부드럽게 되돌리는 것이다. 단 1분만 집중해도 마음이 고요해지고, 일이나 공부 진 집중력을 회복하는 데 도움이 된다.

> 1. 등받이가 있는 의자에 등을 곧게 세워 앉는다. 가능하면 등받이에서 등을 살짝 떼어 허리가 스스로 설 수 있도록 한다. 발바닥은 바닥에 붙이고 눈은 감는다. 눈을 뜬다면 지그시 뜨도록 한다.
>
> 2. 몸에서 숨이 들어오고 나가는 감각에 주의를 기울인다. 매 들숨과 날숨에서 서로 다르게 느껴지는 감각과 접촉한다. 특별한 현상을 찾으려 하지 말고, 다만 들어오고 나가는 호흡을 관찰한다. 호흡 방식을 의도적으로 바꿀 필요는 없다.
>
> 3. 얼마 지나지 않아 마음은 이리저리 방황할 수 있다. 이때는 부드럽고 자연스럽게 주의를 호흡으로 되돌리면 된다. 마음이 호흡이 아닌 다른 곳에 머물고 있다는 사실을 알아차려도 자신을 비난하지 않고 다시 주의를 호흡에 가져오는 것이 중요하다.
>
> 4. 이제 마음이 마침내 고요한 연못처럼 평온해질 것이다. 물론 그렇지 않을 수도 있다. 설령 아주 고요한 상태에 이르렀다고 해도 오래 가지 않고 사라질 수 있다. 화가 나거나 짜증이 나더라도 역시 얼마 지나지 않아 마음은 변한다. 어떤 일이 일어나든 다만 있는 그대로 내버려두면 된다.
>
> 5. 1분이 지난 뒤 눈을 뜨고 눈에 들어오는 방 안 모습을 있는 그대로 받아들인다.

호흡 명상은 누구나 시도할 수 있는 단순한 훈련이지만, 그 효과는 깊다. 꾸준히 실천하면 스트레스와 불안을 완화하고, 신체적 회복과 정신적 평온을 동시에 얻을 수 있다.

걷기 명상과 바디스캔 루틴

하루 두 번 특별한 알아차림 시간을 가져보자. 낮에는 걷기 명상을, 저녁에는 바디스캔 명상을 실천하는 것이다. 인간은 앉아 있을 때보다 걸을 때 사고가 활발해지도록 진화했으며, 실제로 스탠퍼드대 연구에 따르면 걷기를 하면 창의성이 60% 이상 향상된다. 니체 또한 "걸어서 얻은 생각만이 가치 있다"고 강조했다.

걷기는 전신 근육을 고르게 강화하고, 하루 약 8천~1만 보 걸을 때 가장 큰 건강 효과가 나타난다. 과도하게 걸으면 부상 위험이 있으므로 무리가 되지 않는 범위에서 꾸준히 실천하는 것이 중요하다.

① 걷기 명상

걷기 명상은 운동과 산책, 명상을 동시에 실천하는 방법이다. 산책로를 천천히 걸으며 발바닥이 땅에 닿는 감각과 다리 근육의 움직임을 느껴보자. 숨을 들이쉴 때는 "들이쉰다", 내쉴 때는 "내쉰다"라고 마음속으로 말하며 걸으면 호흡과 발걸음이 하나로 이어진다. 이 단순한 훈련을 통해 불안과 걱정을 잠시 내려놓고 현재 순간에 몰입할 수 있다.

걷기 시간을 산책, 운동, 걷기 명상으로 나누고, 가능하다면 짧은 달리기를 포함하는 것도 좋다. 멜버른 빅토리아대 연구에 따르면 주 1회 50분 정도 달리면 사망률과 심혈관·암 위험이 크게 낮아지며, 매일 10분 달리기도 치매 발병률을 줄이는 효과가 있다.

② 바디스캔 명상

저녁에는 바디스캔 명상을 실천해보자. 이는 몸을 스캐너로 훑듯 신체 감각을 있는 그대로 알아차리는 훈련이다. 평가하거나 해석하지 않고, 발끝에서 머리까지 차례로 주의를 옮기며 감각을 관찰한다. 집중이 흐트러지면 호흡으로 돌아갔다가 다시 몸으로 주의를 옮기면 된다. 보통은 누워서 수행하지만 졸음이 심하면 서서 하는 것도 가능하다.

낮의 걷기 명상은 세로토닌 분비를 촉진해 기분을 안정시키고, 밤의 바디스캔은 멜라토닌 분비를 도와 숙면으로 이어진다. 두 가지 루틴을 함께 실천하면 몸과 마음의 균형을 유지하며 하루를 마무리할 수 있다.

06

즉각적 쾌감의 늪에서 벗어나기
: 도파민 중독 탈출법

현대인은 빠르고 강력한 쾌감을 손쉽게 얻을 수 있는 환경 속에 살고 있다. 술과 담배 같은 합법적 자극부터 불법적 중독물까지 접근이 쉬워졌다. 우리는 왜 이렇게 중독에 빠질까?

가장 고전적인 설명은 스트레스와 보상 행동이다. 강한 스트레스는 불안과 불행을 키우고, 뇌는 이를 피하려 쾌감을 주는 자극을 찾는다. 술, 담배, 인터넷, 스마트폰, 도박, 게임, 음식, 쇼핑, 인간관계까지 대상을 가리지 않고 중독이 일어나는 이유다. 인간이 쾌감을 좇는 본성을 지닌 것도 진화적 생존 전략의 결과다.

중독은 뇌의 보상회로가 과도하게 작동할 때 발생한다. 도파민은 뇌를 전기자극처럼 흥분시켜 짜릿한 쾌감을 유도한다. 그러나 반복적 자극은 금단과 내성을 불러온다. 금단은 갈망과 불안, 손떨림, 심계항진 같은 증상을 동반하며, 내성은 같은 자극으로는 만족하지 못해 점점 강한 자극을 찾게 만든다. 결국 평범한 활동에서 즐거움을 느끼지 못하고, 특정 물질이나 행위에 과도하게 의존하는 탐닉 상태로 이어진다.

이러한 중독은 물질에만 국한되지 않는다. 도박, 게임, 폭식, 쇼핑, 성형, 포르노, TV 시청 등 행위 중독도 도파민 분비를 극대화하며, 반복적 행동을 통해 뇌를 지배한다. 법적 제재가 없는 경우가 많아 더 쉽게 빠지고 더 늦게 깨닫는다는 점이 위험하다.

반면, 세로토닌은 평온함과 안정감을 주는 신경전달물질이다. 도파민이 순간적인 쾌락을 만든다면, 세로토닌은 집중과 몰입, 그리고 지속적인 만족을 가능하게 한다. 명상, 독서, 예술 활동, 뜨개질 같은 몰입 활동에서 느껴지는 잔잔한 행복이 대표적이다.

도파민 중독, 스스로 점검해보기

현대 사회는 도파민 과잉과 세로토닌 부족이라는 불균형 속에 있다. 따라서 건강한 삶을 위해서는 도파민 중독에서 벗어나 세로토닌 중심의 몰입과 평온으로 전환해야 한다. 작은 습관을 바꾸고, 중독적 자극 대신 몰입 활동을 선택하는 것이 균형 잡힌 삶의 출발점이다.

만약 자신이 최근 어떤 중독에 빠진 것이 아닐까 의심된다면, 다음 문장에서 '무엇' 자리에 지금 집착하고 있는 대상이나 행위를 넣고 체크해보기 바란다.

1. 무엇을 하느라 시간 가는 줄 몰랐다. ☐

2. 무엇이 자꾸 생각났다. ☐

3. 무엇을 더 오래 해야 만족할 수 있었다. ☐

4. 무엇을 하는 시간이 점점 더 짧게 느껴졌다. ☐

5. 무엇을 하는 시간이 갈수록 늘어났다. ☐

6. 조절해보려고 했지만, 무엇을 하는 것을 조절할 수 없었다. ☐

7. 그만해야지 하면서도 계속 무엇을 하게 되었다. ☐

8. 무엇을 하지 못하면 짜증과 화가 났다. ☐

9. 무엇을 하는 것 때문에 일상에 지장이 생겼다. ☐

10. 무엇을 하고 싶은 마음 때문에 힘들었다. ☐

결과 해석

- 3개 이상 해당된다면, 그 대상에 각별한 주의를 기울이고 자제력을 기르는 훈련을 꾸준히 실시해야 한다.

- 5개 이상 해당된다면, 이미 그 중독 대상에 대한 의존이 심한 편이며, 중독에서 벗어나기 쉽지 않은 상태이다. 검증된 다양한 자구책을 강구해야 하며, 자구책보다 전문가의 도움이 더 절실할 수 있다.

- 7개 이상이라면, 이미 중독 상태이며 중독에서 벗어나기 위해 최선의 노력을 기울여야 한다. 전문가의 도움을 받는 것이 최우선이며, 다양한 조력자에게 효과적인 도움을 받아야 한다.

지속 가능한 자제력 루틴

아직 집착하는 대상이나 행위에 대한 자제력을 가지고 있다면,

좀 더 지속적인 자제력 훈련을 통해 통제력과 자유도를 높여나가야 한다. 꾸준히 실천할 수 있는 자제력 훈련으로는 다음과 같은 것들이 있다.

1. 집착하는 대상이나 행동을 하지 않는 시간을 상세하게 기록해보라.
2. 집착하는 대상이나 행동을 하루에 얼마나 했는지 꼼꼼히 기록하라. 일기장 형태가 바람직하다.
3. 중독이 주는 쾌락을 대신할 기쁨들을 늘려야 한다. 독서, 음악 듣기, 맛있는 음식 먹기, 글쓰기, 친구 만나기 등으로 중독 대상의 이용 시간을 줄여나가야 한다.
4. 갈망이나 강한 욕구가 생겼을 때, 그것을 참는 훈련을 한다. 실패하거나 오래 버티지 못해도 괜찮으니 반복해서 도전해야 한다.
5. 명상이나 요가에 도전해보라.
6. 숲길 걷기, 애완견 키우기, 요리하기 같은 건전한 일상을 통해 통제력을 발휘하는 경험을 더 많이 갖는다. 마음이 평온할 때, 하루, 혹은 일주일치 스케줄을 작성해보는 것은 무척 유용하다.
7. 가까운 이에게 이 사실을 알리고 그들의 도움을 받는다. 가령 조력자와 함께 영화를 보거나 담소를 나누는 등의 활동이 갈망을 줄여줄 것이다.
8. 자신의 갈망에 대해 관조적인 태도로 글을 써보라. 글쓰기는 가장 뛰어난 중독 치료 방법 가운데 하나이다.
9. 공공기간에서는 각종 중독 매뉴얼을 발간하고 있다. 중독 매뉴얼을 다운받아서 꼼꼼히 읽어보라.
10. 해당 중독에 관한 믿을 만한 치유서를 활용한다.

비교 중독과 도파민의 함정

한국인이 가장 쉽게 빠지는 중독 중 하나는 비교 중독이다. 특히

SNS 사용의 급증은 한국인 특유의 비교 심리와 밀접한 관련이 있다. 사람들은 남들과 비교하며 더 나은 모습을 보이고 싶어 하고, 누군가에게 인정을 받을 때 강한 만족감을 느낀다. 스마트폰 속 수많은 알림과 피드, SNS의 '좋아요'는 즉각적인 보상으로 작용하며 우리 뇌에서 도파민을 분비시킨다.

도파민은 흔히 '쾌감과 보상의 물질'로 불린다. 목표를 달성하거나 예상치 못한 기쁨을 경험했을 때 분비되며 순간적으로 큰 행복감과 만족을 준다. 그러나 이 행복은 매우 짧다. 문제는 사람의 뇌가 이 짧은 쾌감을 반복해서 경험하려 한다는 점이다. 결국 더 강한 자극을 찾아 헤매게 되고, 이는 스마트폰, 게임, 도박, 설탕, 쇼핑 등 다양한 중독으로 이어진다.

이처럼 도파민이 주는 쾌감은 중독성을 띠고 있어 사람들이 "도파민이 많으면 행복하고, 적으면 불행하다"는 착각에 빠지기 쉽다. 하지만 쾌감을 곧 행복이라 여기는 것은 잘못된 인식이다. 실제로 인간이 경험할 수 있는 쾌감의 총량은 한정되어 있으며, 단지 그 분포와 형태가 달라질 뿐이다.

진화 과정에서 인간은 생존을 위해 도파민 회로를 발달시켰다. 그러나 현대 사회에서는 이 회로가 과도하게 자극받으며 중독 현상을 낳고 있다. 결국 중요한 것은 도파민을 무분별하게 추구하는 것이 아니라, 어떻게 균형을 잡고 지속 가능한 행복으로 전환하느냐다.

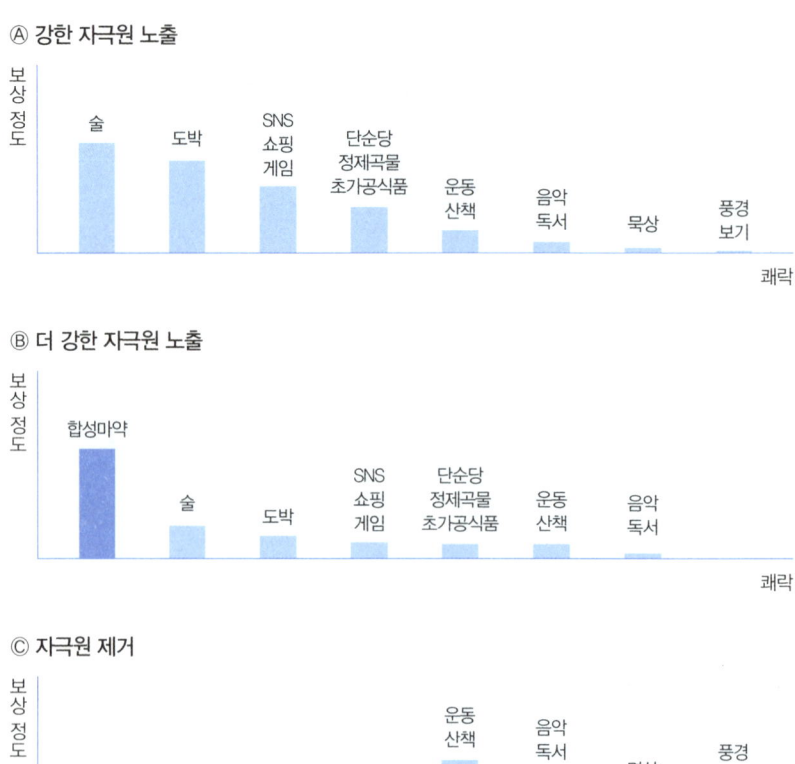

쾌락의 총량 법칙

도파민 중독과 세로토닌 전환

마약을 복용하면 순간적으로 극한의 쾌감을 얻지만, 나머지 일상은 고통과 불쾌감으로 가득 차게 된다. 신경학자 애나 렘키Anna Lambke는 『도파민네이션』에서 쾌락과 고통을 저울에 비유했다. 도파민 분비는 저울을 쾌락 쪽으로 기울게 하지만, 뇌는 평형을 유지하려는 성질 때문에 곧 반대편에 고통을 얹는다. 결국 쾌락이 클수록 반작용으로 더 큰 고통이 찾아온다. 이 때문에 중독자는 끊임없이 쾌락을 좇으며, 반작용을 막으려 애쓰게 된다.

스마트폰과 SNS처럼 일상 속에서 쉽게 접하는 디지털 자극도 뇌의 도파민 회로를 과도하게 자극한다. 그 결과 미래를 내다보지 못하고, 강박적 사용과 남용의 소용돌이에 빠진다. 중독을 벗어나기 위한 방법으로 애나 렘키는 다음 8가지 원칙을 제시한다.

> **애마 렘키의 도파민 원칙**
> D – Data(데이터): 자신의 상태를 객관적으로 기록하고 사실을 수집한다.
> O – Objectives(목적): 비이성적으로 보이는 행동도 나름의 이유를 찾는다.
> P – Problems(문제): 중독이 불러오는 부정적 결과를 인식한다.
> A – Abstinence(절제): 약한 보상에도 만족할 수 있도록 절제 훈련을 한다.
> M – Mindfulness(마음챙김): 고통을 회피하지 않고 인내하며 받아들인다.
> I – Insight(통찰): 자신의 삶을 성찰하고 관찰하는 습관을 기른다.
> N – Next step(다음 단계): 중독 이후의 삶을 구체적으로 그리며 동기를 부여한다.
> E – Experiment(실험): 다양한 전략을 시도하며 자신에게 맞는 방법을 찾는다.

이 원칙을 따르며 절제를 연습하면, 중독에서 독립하고 바람직한 삶으로 돌아갈 수 있다.

세로토닌으로 전환하기

도파민 중독이 불러오는 행복은 짧고 불안정하다. 반면 세로토닌은 평온함과 안정감을 주는 '행복 호르몬'으로, 장기적인 웰빙을 가능하게 한다. 세로토닌이 충분히 분비되면 스트레스 저항력이 높아지고 기분이 안정되며, 수면·기억력·면역력 개선까지 이어진다. UCLA 연구에 따르면 세로토닌 수치가 높은 사람들은 우울증과 불안 장애 위험이 낮고, 정서적으로도 더 안정적이다.

따라서 현대인의 건강 전략은 도파민 중심에서 세로토닌 중심으로 균형을 전환하는 것이다. 운동, 독서, 산책, 마음챙김 같은 몰입 활동이 그 출발점이 될 수 있다. 그렇다면 이 두 신경전달물질의 균형을 어떻게 회복할 수 있을까? 다음은 실천 가능한 효과적인 방법들이다.

① 도파민 자극 습관을 의식적으로 줄여야 한다

스마트폰 사용 시간과 SNS 접속을 최소화하고, 가능하다면 알림을 꺼 외부 자극을 차단하는 것이 좋다. 미국 뉴욕대 연구팀은 스마트폰 사용 시간을 하루 30%만 줄여도 도파민 민감도가 회복되고, 불안과 우울 증상이 크게 완화된다고 보고했다.

② 세로토닌 생성을 촉진하는 습관을 늘려야 한다

가장 간단하면서도 효과적인 방법은 햇볕을 쬐는 것이다. 하루 15분 이상 햇볕을 쬐면 세로토닌 생성이 증가해 기분이 개선된다. 핀란드 헬싱키대 연구에 따르면, 매일 20분 이상 햇볕을 쬐는 사람은 겨울철에도 우울증 발생률이 현저히 낮다고 한다.

③ 규칙적인 유산소 운동을 실천해야 한다

운동은 세로토닌의 원료가 되는 트립토판이 뇌로 들어가는 것을 촉진한다. 주 3~4회, 30분 이상 걷기·달리기·수영과 같은 유산소 운동을 하면 세로토닌 분비가 늘어나고 스트레스에 대한 저항력도 강해진다.

④ 감사와 연결감을 높이는 습관을 들여야 한다

감사를 표현하거나 친밀한 관계를 유지하는 것 역시 세로토닌 분비를 높이는 효과적인 방법이다. 연구에 따르면 매일 감사 일기를 쓰거나 따뜻한 대화를 나누는 것만으로도 세로토닌 수치가 상승하고 기분이 안정된다고 한다.

구분	도파민 중심 생활	세로토닌 중심 생활
행복의 유형	순간적이고 일시적	안정적이고 지속적
자극의 강도	높음(강렬한 자극)	낮음(부드러운 자극)
대표 행동	SNS, 게임, 쇼핑, 설탕 섭취	운동, 햇볕 쐬기, 명상, 감사
결과	스트레스, 불안, 우울 증가	스트레스 저항력, 우울 감소

한 가지 흥미로운 사례가 있다. 구글을 비롯한 실리콘밸리의 여러 기업들은 직원들이 세로토닌 중심의 생활을 할 수 있도록 사내 명상 프로그램, 자연 산책로 제공, 디지털 디톡스 프로그램 등을 운영하고 있다. 그 결과 직원들의 창의력과 생산성, 직장 만족도가 크

게 높아졌으며, 업무 스트레스와 번아웃 비율은 현저히 낮아졌다고 한다.

이제는 도파민 중독에서 벗어나 세로토닌 몰입으로 삶의 중심을 바꿀 때다. 순간적인 쾌감과 자극 대신, 안정적이고 지속적인 행복을 선택하는 것이야말로 건강하고 품위 있는 노화를 준비하는 핵심 전략이다.

독서와 글쓰기가 뇌를 재생한다

뇌는 나이가 들수록 자연스럽게 쇠퇴한다. 그러나 근육이 운동을 통해 강화되듯, 뇌 역시 꾸준한 단련으로 더욱 강해질 수 있으며, 심지어 재생 능력도 키울 수 있다. 이때 가장 효과적이고 강력한 방법이 바로 독서와 글쓰기다.

독서와 글쓰기는 단순히 지적 능력을 높이는 데 그치지 않는다. 이는 뇌의 구조와 기능 자체를 근본적으로 변화시키는 활동이다. 독서를 통해 새로운 정보를 받아들이고, 글쓰기를 통해 이를 재구성하고 표현하는 과정에서 뇌는 신경 연결을 새로 만들고 기존 회로를 강화한다. 이 현상을 '신경가소성Neuroplasticity'이라고 하며, 이는 최근 뇌과학 연구의 핵심 주제다.

스탠퍼드 대학의 신경과학자 메리언 울프Maryanne Wolf에 따르면, 책을 깊이 읽는 동안 뇌는 단순히 문자를 해독하는 수준을 넘어 고차원적인 인지 활동을 수행한다. 이 과정에서 판단과 의사결정을 담당하는 전두엽, 기억과 감정을 처리하는 측두엽, 공간 인식과 이해를 담당하는 두정엽 등 다양한 영역이 활성화되며 새로운 신경회로가 형성된다는 것이다.

그뿐만이 아니다. 미국 에모리 대학의 연구에 따르면, 매일 30분 이상 책을 읽은 사람들의 뇌 연결성이 강화되었고 인지 능력, 기억력, 감정 조절 능력이 모두 향상되었다. 또한 65세 이상 성인이 꾸준히 독서를 실천할 경우 치매와 인지 기능 저하 위험이 최대 50%까지 감소하는 것으로 나타났다.

글쓰기도 마찬가지로 뇌에 강력한 영향을 준다. 글쓰기는 단순히 정보를 기록하는 행위를 넘어, 능동적인 정보 재구성과 깊은 이해를 가능하게 한다. 특히 '표현적 글쓰기Expressive Writing'는 스트레스를 줄이고 감정적 트라우마를 완화하며, 정서적 회복탄력성을 높이는 데 탁월하다.

텍사스 대학의 심리학자 제임스 페네베이커James W. Pennebaker는 매일 20분씩 자신의 경험과 감정을 글로 쓰게 하는 실험을 통해, 면역력 향상, 스트레스 호르몬 감소, 정서적 안정 등 뚜렷한 효과를 입증했다. 이는 글쓰기가 단순한 감정 표현을 넘어, 신체 건강에까지 긍정적인 영향을 미친다는 강력한 증거다.

대표적인 사례도 있다. 워렌 버핏Warren Buffett은 하루 평균 500페이지 이상 책을 읽으며, 이를 통해 투자뿐 아니라 인생 전반에 걸쳐 통찰력과 판단력을 유지해왔다. 일본의 소설가 무라카미 하루키村上春樹 또한 매일 규칙적으로 글쓰기를 실천하며, 집중력·창의성·정서적 안정을 얻는 데 큰 도움을 받고 있다고 말한다. 독서와 글쓰기를 통한 뇌 재생을 실천하려면 다음과 같은 방법이 효과적이다.

> 1. 매일 일정한 독서 시간 정하기: 하루 최소 20~30분간은 방해받지 않고 책을 읽는 시간을 갖는다.
> 2. 글쓰기 습관 들이기: 하루 10~15분 정도 일기나 짧은 글쓰기를 실천하며, 가능하다면 감정과 경험을 표현하는 것이 좋다.
> 3. 종이책과 손글씨 활용하기: 디지털 기기보다 종이책을 읽고, 중요한 내용을 손으로 직접 기록해 뇌의 인지 기능을 더욱 자극한다.
> 4. 다양한 분야의 책 읽기: 다양한 장르와 주제를 접하면 뇌의 창의성과 문제 해결 능력이 향상된다.

독서와 글쓰기는 단순한 지적 활동을 넘어서, 뇌의 구조를 근본적으로 변화시키는 강력한 재생 도구다. 뇌가 건강하고 젊어질수록 삶의 질은 더욱 향상되며, 정신적·신체적 건강도 함께 개선된다. 지금부터라도 독서와 글쓰기로 뇌를 재생시키는 습관을 시작해보자. 그 변화는 분명 오래도록 지속되는 긍정적인 영향을 가져올 것이다.

07

먹는 방식을 바꾸면 삶도 달라진다, 마음챙김 식사법

현대인의 식사 풍경은 전쟁터와 닮아 있다. 시간에 쫓겨 허겁지겁 먹거나, 스마트폰을 보며 무심코 식사를 하고, 스트레스와 긴장 속에서 폭식이나 과식을 반복한다. 이런 잘못된 습관은 소화 불량, 비만, 대사 질환은 물론 불안·우울과 같은 정신 건강 문제까지 불러온다. 결국 음식은 영양을 공급하는 수단을 넘어, 건강과 행복을 빼앗는 원인이 되어버린다.

미국 하버드 의과대학의 연구에 따르면, 스트레스 상황이나 주의가 분산된 상태에서 식사하면 실제 섭취량이 평균 30~50% 늘어난다. 동시에 포만감을 전달하는 호르몬인 렙틴Leptin의 기능은 방해받아, 먹는 양은 많아지지만 만족감은 줄어든다. 그 결과 체중 증가는 물론 인슐린 저항성과 염증 반응을 촉진해 노화까지 앞당기는 악순환으로 이어진다.

이 악순환을 끊고 건강한 식습관으로 돌아가는 가장 효과적인 방법이 바로 '마음챙김 식사법 Mindful Eating'이다. 마음챙김 식사법은 단순히 천천히 먹는 것을 넘어, 음식과 식사 과정에 온전히 주의를 기울이고 현재의 감각에 집중하는 방식이다. 이를 통해 식사의 질이 높아지고, 몸의 신호에 더 민감하게 반응하며, 건강한 습관이 자연스럽게 형성된다.

스탠퍼드 대학 연구에 따르면, 마음챙김 식사법을 8주간 실천한 참가자들은 음식 섭취량이 평균 25% 줄었고, 정서적 식습관과 폭식 경향이 현저히 개선되었다. 또한 소화 기능이 좋아지고 스트레스 수준도 크게 낮아졌다.

마음챙김 식사법의 실천 방법

우리가 일상에서 무심코 반복하는 식사 습관을 잠시 멈추고 의식적으로 재구성한다면, 단순히 소화를 돕는 것을 넘어 몸과 마음의 균형까지 회복할 수 있다. 작은 실천 하나하나가 모여 식사의 질을 바꾸고, 삶의 태도마저 달라지게 만드는 것이다.

① 식사 전 잠시 멈추기

식탁에 앉기 전 눈을 감고 깊게 호흡하며 마음을 가라앉힌다. 짧은 준비만으로도 교감신경의 긴장이 풀리며 소화 기능이 활성화된다.

② 전자기기 멀리하기

스마트폰과 TV 등 자극적인 도구는 치워둔다. 마음챙김 식사의 핵심은 음식과 내 몸에만 집중하는 것이기 때문이다.

③ 천천히 맛보기

음식을 입에 넣었을 때의 첫 느낌, 씹히는 질감, 삼킬 때의 감각까지 의식하며 음미한다. 이렇게 하면 포만감을 알리는 신호가 뇌에 잘 전달되어 과식이나 폭식을 예방할 수 있다.

④ 몸의 신호 관찰하기

배부름 신호가 뇌에 도달하는 데는 약 20분이 걸린다. 따라서 천천히 먹으며 몸이 보내는 포만 신호를 주의 깊게 살펴야 한다.

⑤ 감사하는 마음 갖기

음식이 어디에서 왔는지, 어떻게 준비되었는지를 떠올리며 감사와 기쁨을 느낀다. 이러한 태도는 세로토닌과 같은 긍정적 신경전달물질의 분비를 촉진해 스트레스를 낮추고 소화도 원활하게 한다.

08

내면의 중심을 지키는
항상심 실천법

우리는 앞서 스트레스와 불안을 줄이고, 항상심을 유지하기 위한 다양한 방법들을 살펴보았다. 이들은 모두 일상 속에서 실천할 수 있는 작지만 강력한 전략들이다. 그렇다면 이러한 방법들을 단순한 지식으로 머무르게 하지 않고, 실제 삶에 녹여내려면 어떻게 해야 할까? 이제 하루의 흐름 속에 자연스럽게 적용할 수 있는 구체적인 루틴을 소개한다.

일상 속 마음챙김 실천법

먼저 하루의 시작은 마음챙김으로 여는 것이 좋다. 아침에 눈을 뜨자마자 스마트폰을 확인하는 대신, 5분 정도 조용히 앉아 깊은 호흡으로 마음을 가라앉힌다. 간단한 호흡 명상은 부교감신경을 활성화해 스트레스 호르몬인 코르티솔 분비를 줄이고, 하루 전체에 긍정적인 영향을 미친다. 실제로 하버드 의대 연구에 따르면 매일 아침 5분간 명상을 실천한 사람들은 하루 종일 정서적 안정과 집중력을 더 잘 유지했다.

하루 중에는 짧은 틈을 이용해 마음챙김을 이어간다. 업무 중 잠시 쉬는 시간이나 점심시간에 1~2분만이라도 깊은 호흡이나 간단한 바디 스캔을 하며 몸과 마음 상태를 점검하는 습관이 유익하다. 긴장을 의식적으로 풀어주는 것만으로도 교감신경의 과도한 흥분이 완화되고 스트레스도 크게 줄어든다.

특히 일상 속 작은 스트레스 신호를 무시하지 않고 알아차리는 습관이 중요하다. 많은 사람이 자신도 모르게 긴장을 지속하다가 결국 만성 스트레스로 이어지곤 한다. 이를 예방하는 좋은 방법이 바로 앞서 말한 바디 스캔이다. 눈을 감고 머리에서 발끝까지 의식을 이동시키며 긴장된 부위를 발견하면, 깊은 호흡과 함께 이완을 시도한다.

식사 시간에는 마음챙김 식사법을 실천한다. 식사 중 TV나 스마트폰을 멀리하고, 음식의 맛·향·식감을 천천히 음미하며 먹는 것이 핵심이다. 이는 섭취량을 자연스럽게 줄이고, 소화 기능을 개선하며, 장-뇌 연결을 강화해 장내 미생물 균형에도 긍정적인 효과를 준다.

퇴근 후나 하루를 마무리하는 시간에는 감사와 축복의 습관을 통해 쌓인 스트레스를 비워내는 것이 좋다. 자기 전에 감사 편지나 축복 일기를 짧게라도 쓰면, 하루를 돌아보며 감사했던 순간과 행복을 떠올릴 수 있다. 심리학자 로버트 에몬스Robert Emmons의 연구에 따르면 감사일기를 꾸준히 쓰는 사람들은 스트레스 호르몬 수치가 낮고, 면역력과 정서적 건강이 모두 향상된다.

또한 일주일에 2~3회는 가벼운 걷기 명상을 해보자. 걷기 명상은 복잡한 생각과 스트레스를 풀어주고, 뇌의 전두엽과 해마를 활성화해 인지 기능과 기억력을 높인다. 스탠퍼드 대학 연구에 따르면 정기적으로 걷기 명상을 실천한 사람들은 우울·불안이 줄고, 창의성과 집중력은 크게 향상되었다.

현대인의 가장 큰 스트레스 요인인 스마트폰과 디지털 기기 사용도 제한할 필요가 있다. 하루 중 일정 시간을 정해 스마트폰 단식을 실천하면 좋다. 예를 들어 자기 전 1시간 동안 모든 전자기기를 멀리 두고 조용히 보내면, 뇌가 도파민 중독에서 벗어나며 깊은 휴식을 통해 수면의 질이 높아진다.

마지막으로, 항상심을 지키기 위해 독서와 글쓰기를 일상에 통합하는 것도 효과적이다. 하루 20~30분 정도의 독서와 간단한 글쓰기는 뇌를 재생시키고 신경가소성을 강화하며, 인지 기능과 정서적 안정을 높인다. 특히 자신의 감정과 생각을 글로 표현하는 습관은 스트레스 해소와 심리적 회복에 탁월하다.

이처럼 매일의 작은 루틴을 통해 우리는 마음의 균형을 유지하고, 노화를 늦추며, 더 건강한 삶을 살아갈 수 있다.

시간대	Mind 루틴 실천법
아침	기상 직후 5분간의 호흡 명상
오전 중	업무 중간 짧은 휴식 시간에 2분 바디 스캔
점심	마음챙김 식사법으로 천천히 식사
오후 중	짧은 마음챙김 호흡 (1~2분)
저녁 식사 후	걷기 명상 (15~20분)
자기 전	감사편지 또는 축복일기 (5~10분)
주말	하루 1시간 스마트폰 단식 및 디지털 디톡스
매일	독서 (20~30분) 및 짧은 글쓰기 (10~15분)

결국, 항상심을 유지하는 가장 효과적인 전략은 복잡하거나 거창한 것이 아니라, 매일 반복하는 작고 간단한 습관이다. 마음챙김, 식사법, 걷기 명상, 디지털 단식, 독서와 글쓰기 등 일상에서 쉽게 적용할 수 있는 이러한 루틴을 통해 우리는 스트레스를 최소화하고, 몸과 마음의 항상성을 회복할 수 있다.

이러한 루틴이 우리의 삶에 자연스럽게 녹아들 때, 우리는 외부 환경의 변화나 스트레스에도 흔들리지 않고 중심을 유지하는 항상심을 갖추게 된다. 항상심을 유지하는 것이야말로 노화를 늦추고 건강한 삶을 오래도록 유지하는 가장 강력한 열쇠다.

5장

마이크로바이옴

: 장 속 미생물이 늙음을 결정한다

01
장내 마이크로바이옴이
전신 건강을 조율하는 이유

02
내 몸을 설계하는 미생물
: 장이 늙으면 몸도 늙는다

03
장이 보내는 신호,
뇌가 응답한다

04
균형이 깨지는 순간,
작은 균들의 대반란이 시작된다

05
새는 장, 전신 노화를 유발하는
은밀한 균열

06
지문처럼 다른 장내 미생물,
나만의 장 건강 지도를 그리다

07
음식과 습관이 만드는
마이크로바이옴의 힘

01

장내 마이크로바이옴이
전신 건강을 조율하는 이유

모든 질병은 장에서 시작된다.

2천 년 전 의학의 아버지 히포크라테스Hippocrates가 남긴 이 말은 이제 더 이상 단순한 비유가 아니다. 과거 우리는 장을 그저 음식물의 소화와 배설을 담당하는 기관으로만 여겼다. 그러나 최근 과학의 발전으로 장이 우리 몸 전체를 좌우하는 '작은 우주'라는 놀라운 사실을 알게 됐다. 장 속에 사는 수십 조 마리의 미생물이 바로 그 주인공이며, 이들을 통틀어 마이크로바이옴Microbiome이라 부른다.

마이크로바이옴은 단순히 장에서만 활동하는 것이 아니다. 음식물을 소화·흡수하는 것은 물론, 면역력과 호르몬 조절, 심지어 뇌의 기능과 감정 상태까지 조정한다. 장 속 미생물의 균형 상태가 우리의 건강과 노화를 결정하는 핵심 열쇠다. 이들이 조화를 이루면 몸 전체가 생기 넘치고 건강해지지만, 균형이 깨지면 급격히 노화가 빨라지고 각종 질병이 찾아온다.

이러한 관점에서 최근 주목받고 있는 의료 접근법이 있다. 바로 '기능의학Functional Medicine'이다. 기능의학은 환자가 왜 아프게 되었는지를 먼저 규명하는 의학이다. 그 목표는 증상이나 질병의 완화에 그치지 않는다. 질병의 원인을 찾아 교정하고, 신체적·정신적·사회적으로 균형 잡힌 상태를 회복시켜 활력을 되찾게 하는 것을 중시한다. 따라서 기능의학은 원인 교정에 큰 관심을 두며, 이를 해결할 방법을 찾고 처방하는 것을 중요하게 여긴다. 질병이나 병명이 없는 다양한 건강 문제는 유전적 소인과 더불어, 어릴 때부터 지금까지의 환경과 생활 습관이 원인이 되어 나타나는 것이다.

기능의학이 조망하는 불건강 원인의 연결망

기능의학은 불건강의 원인을 연결망처럼 조망하고, 그 원인들을 제거하고 개선하여 최적의 상태로 회복시키며 앞으로 나타날 질병을 예방하기 위해 문제점을 다각도로 파악한다. 이러한 목적을 위해 시행되는 검사가 바로 기능의학 검진 프로그램이다. 기능의학 정립에 공헌해온 마크 하이먼Mark Hyman은 최근 저서에서 기능의학이라는 획기적인 시스템을 통해 질병과 치료의 개념을 재정립할 수 있게 되었다고 말했다. 더불어 그는 노화로 인한 거의 모든 질병이 불균형에서 비롯되며, 이를 해결하는 것이 진정한 치료라고 강조한다.

이러한 불균형에서 비롯된 대표적인 현대 질환 가운데 하나가 바로 '비만'이다. 비만 치료에서 불균형 해소는 특히 중요하다. 장내 마이크로바이옴의 균형 회복은 비만 조절의 핵심이다. 비만과 근육은 밀접한 상관성을 가지며, 근육 기능의 활성화가 비만 조절의 견인차 역할을 한다.

근육 기능 활성 역시 장내 마이크로바이옴의 균형에 달려 있다. 개선된 마이크로바이옴은 근육 기능을 높이고, 근육 유래 호르몬을 활성화해 비만 조절의 선순환을 만든다. 특히 근육으로 가는 에너지 통로를 원활히 열어 단쇄지방산Short Chain Fatty Acid이 근육 형성과 기능 개선에 기여한다. 이처럼 근육과 마이크로바이옴은 상호보완적 관계에 있으며, 이를 위해서는 식이섬유·유산균·단백질·수분 섭취의 균형과 함께 수면 조절, 스트레스 관리, 꾸준한 운동이 필요하다.

근본적인 비만 조절을 위한 5R 전략과
장내 마이크로바이옴 재구조화

장내 미이크로바이옴의 균형을 회복하는 일은 단순히 장 건강을 넘어서 전신의 항상성과 직결된다. 기능의학에서는 이를 위해 단계적으로 접근하는 체계적인 방법을 제시하는데, 대표적인 것이 바로 5R 전략이다. 이 전략은 불균형을 일으키는 요인을 제거하고, 필요한 요소를 보충하며, 장내 환경을 근본적으로 재구성하도록 설계된 다섯 가지 단계의 프로그램이다. 그렇다면 구체적인 5R 전략은 무엇일까?

1. **제거** Remove : 유해균을 항균제를 통해 없앤다. 보통 2주가 소요되며, 항생제의 일종인 리팍시민이 자주 사용된다.
2. **대체** Replace : 부족한 소화효소나 소화에 필요한 물질을 보충한다.
3. **접종** Reinoculate : 유익균과 이를 선호하는 식이섬유, 락토페린 등을 공급한다.
4. **재생** Repair : 장점막 회복을 위해 마그네슘, 오메가-3, 아르기닌, 글루타민, 비타민 D, 아연, 항산화제를 제공한다.
5. **재균형** Rebalance : 형성된 균형을 유지하기 위해 수면·운동·금주·식습관 관리를 지속한다.

이 다섯 가지 과정은 단순히 장을 치료하는 것을 넘어 전신의 대사와 면역 체계를 정상화하는 토대가 된다. 장내 환경을 근본적으로 재구조화하면, 비만뿐 아니라 다양한 만성 질환의 예방과 회복에도 긍정적인 효과를 기대할 수 있다.

유익균 vs 유해균, 장 속의 치열한 전쟁

우리 장 속에는 유익균 20%, 유해균 10%, 중간균 70%가 존재한다. 노화가 진행되면 유익균(비피더스균)은 감소하고 유해균(웰치균)은 증가한다. 반대로 유익균을 늘리고 유해균을 줄이면 젊음을 유지할 수 있다. 중간균은 상황에 따라 유익균 또는 유해균과 함께 작용하므로, 유익균 우세 환경을 만들어 중간균도 유익하게 작용하도록 하는 것이 중요하다.

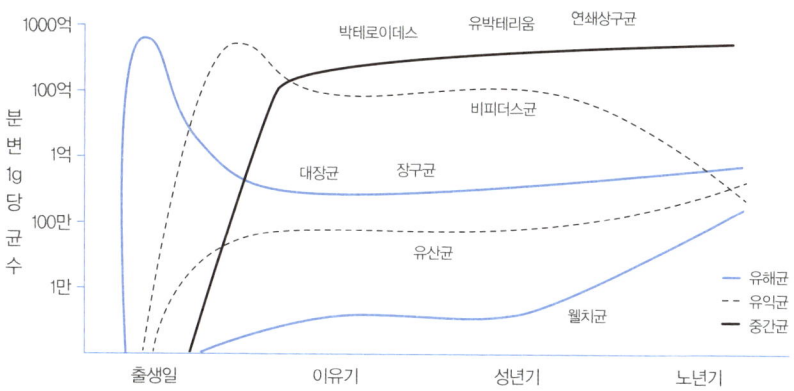

유익균은 우리가 섭취한 음식 속 섬유질을 먹고 살아가며, 이 과정에서 우리 몸에 이로운 단쇄지방산을 만들어낸다. 단쇄지방산은 장 점막을 튼튼히 하여 장벽을 보호하고 염증을 억제하며, 면역세포를 건강하게 유지한다. 또한 비타민 B와 K를 합성하여 에너지 대사와 혈액 응고 과정에 도움을 준다.

프로바이오틱스는 건강에 긍정적인 영향을 주는 살아있는 유익균으로, 숙주와 공생하며 숙주에게 이로운 효과를 준다. 대표적인 프로바이오틱스로는 비피도박테리움Bifidobacterium, 락토바실루스Lactobacillus, 락토코쿠스Lactococcus, 엔테로코쿠스Enterococcus, 스트렙토코쿠스Streptococcus 속 균주가 있다. 현재까지 알려진 유익균의 효능으로는 장내 미생물 균형 유지, 면역력 증가, 비만 예방, 암 예방, 대사성 질환 예방, 변비 예방 등이 있다.

비록 인간에게 그대로 적용하기는 어렵지만, 쥐 실험을 통해 유익균의 효과가 확인된 바 있다. 예를 들어, 조로증을 앓는 쥐에 정상 쥐의 분변을 이식하면 담즙산 대사가 회복되고 노화 현상이 억제되어 수명이 연장되는 것이 관찰된다. 담즙산 대사과정에서는 장 점막을 보호하는 유전자 Reg3g의 발현이 증가하고, T3 단백질의 장 상피 분비를 촉진함으로써 장 건강 유지에 핵심적인 역할을 한다. 이는 장 점막의 점액층이 얇아지는 것을 억제하는 보호 기전으로 작용하여 장의 노화를 늦춘다.

또한 젊은 생쥐의 분변을 노령 생쥐에 이식하면 노화에 따른 뇌 변화를 억제할 수 있다. 젊은 쥐의 분변을 이식받은 노령 생쥐의 뇌는 젊어진 모습을 보였고, 그 뇌에서는 젊은 생쥐와 유사한 대사 산물과 유전자 조절 패턴이 나타났다. 더불어 이식받은 노령 생쥐는 학습, 기억력, 불안을 측정하는 여러 인지 기능 검사에서 성적이 향상되는 것이 확인되었다.

반면, 클로스트리디움 디피실이나 특정 유해 대장균과 같은 유해균은 우리 몸을 서서히 병들게 한다. 유해균은 장 속 환경을 산성화시키고 독소와 가스를 생성하여 복부 팽만과 소화불량을 유발할 뿐 아니라, 만성 염증을 일으켜 면역력을 떨어뜨리고 각종 질환의 발생을 촉진한다.

유해균이 과도하게 증가하면 장벽의 투과성이 높아지는 장누수 현상이 발생하며, 독소와 염증 물질이 체내로 침투해 전신 건강을 악화시키고 노화를 앞당긴다. 이처럼 유익균과 유해균 사이의 균형이 깨져 유해균이 우세한 상태를 의학에서는 디스바이오시스

Dysbiosis라고 한다. 디스바이오시스는 장내 환경을 만성적으로 염증 상태에 빠뜨리며, 이를 통해 비만, 당뇨병, 심장병, 각종 자가면역질환 같은 만성질환뿐 아니라 우울증, 불안증, 심지어 치매와 같은 정신질환까지 유발할 수 있다.

장이 '제2의 뇌'로 불리는 신비로운 이유

장은 독자적인 신경계를 가지고 있으며, 이를 '엔테릭 신경계 Enteric Nervous System'라고 부른다. 이 신경망에는 무려 1억 개가 넘는 신경세포가 존재해 음식 소화뿐 아니라 감정과 스트레스 반응에도 깊숙이 관여한다. 신경세포의 수만 보아도 척수에 버금갈 정도여서, 장은 뇌와 거의 대등한 또 하나의 신경 체계라 할 수 있다.

더욱 주목할 점은, 행복 호르몬으로 알려진 세로토닌의 약 90% 이상이 장에서 생성된다는 사실이다. 세로토닌은 기분과 감정, 스트레스 반응, 수면 조절에 핵심적인 역할을 한다. 장이 건강할수록 세로토닌이 충분히 만들어져 우울감은 줄고 수면의 질은 높아진다. 반대로 장내 환경이 나빠지면 세로토닌 합성이 저해되어 불안, 우울, 불면 같은 정신적 어려움이 나타나기도 한다.

결국 장내 미생물의 균형은 뇌 건강과 직결되며, 나아가 정신 건강 전체를 좌우한다. 이처럼 장과 뇌는 양방향으로 긴밀히 소통하기 때문에, 연구자들은 장을 단순한 소화기관이 아닌 '제2의 뇌'라 부르는 것이다. 장 건강을 지키는 간단한 습관은 다음과 같다.

> ① **프로바이오틱스 섭취하기**: 김치, 요구르트, 된장, 낫토 등 유산균이 풍부한 음식을 꾸준히 먹으면 유익균이 장내에서 잘 자란다.
> ② **프리바이오틱스 섭취하기**: 바나나, 아스파라거스, 마늘, 양파처럼 식이섬유가 풍부한 음식을 먹으면 유익균이 활성화된다.
> ③ **정제된 설탕 줄이기**: 정제 설탕과 가공식품은 유해균의 먹이가 되어 급격한 증식을 유발하므로 피해야 한다.
> ④ **적절한 운동과 스트레스 관리**: 꾸준한 운동과 명상, 충분한 휴식은 장내 미생물 균형을 지키고 스트레스 호르몬을 낮춘다.

우리의 몸은 장 속 작은 우주에서 시작되는 건강의 순환을 통해 균형을 유지한다. 작은 미생물들의 균형이 깨지면 몸 전체가 흔들리지만, 생활 습관의 작은 변화로도 장내 생태계는 빠르게 회복될 수 있다. 장 건강을 지키는 사소한 습관 하나가 삶을 건강하고 활력 있게 만든다. 장 속의 작은 우주를 잘 돌보는 것이 노화를 늦추고 행복한 인생을 사는 지름길이다. 지금부터라도 마이크로바이옴을 아끼고 보살펴야 한다. 그러면 장 속의 우주는 더 큰 건강과 행복을 선사한다.

02

내 몸을 설계하는 미생물
: 장이 늙으면 몸도 늙는다

 건강하고 다양한 장내 미생물을 가진 사람은 그렇지 않은 사람보다 훨씬 더 건강하고 활기찬 삶을 산다. 반면, 유해균이 우세한 환경에서는 비만, 당뇨, 알레르기, 우울증 등 다양한 만성질환이 나타나고 노화가 가속된다. 결국 장내 미생물의 균형은 우리가 얼마나 오래, 그리고 얼마나 건강하게 살 수 있는지를 결정하는 핵심 요소다.

 장내 미생물은 대사 건강과도 깊은 관련이 있다. 대사는 단순히 체중 조절이나 식단 관리 차원을 넘어, 섭취한 음식을 에너지로 전환하고 몸의 기능을 유지하는 생명 유지의 핵심 과정이다. 장내 미생물은 혈당 조절, 지방 흡수, 에너지 관리에 깊숙이 관여한다.

 유익균은 식이섬유를 분해하여 단쇄지방산을 생성한다. 단쇄지방산은 인슐린 감수성을 높이고 혈당을 일정하게 유지하며, 지방이 과도하게 축적되는 것을 막는다. 유익균이 풍부한 장내 환경을 가진 사람은 비만이나 당뇨 같은 대사 질환의 위험이 낮다.

반대로 장내 환경이 나빠져 유해균이 증가하면 인슐린 저항성이 심화되고 혈당이 급격히 오른다. 체지방 축적이 늘어나 복부비만과 지방간을 촉진하며, 심장병과 당뇨병 같은 만성질환 위험이 커진다. 대사가 무너지면 몸은 빠르게 노화의 길로 들어선다.

면역 시스템을 좌우하는 '장내 미생물'의 위력

우리 몸의 면역 세포 중 약 70%가 장 주위에 집중되어 있다. 이 면역 세포들이 정상적으로 작동하려면 장내 유익균이 건강하게 존재해야 한다. 유익균은 우리 몸의 면역 체계를 훈련시켜 외부의 유해균이나 바이러스로부터 효과적으로 보호한다.

장내 유해균이 많아지면 면역 체계가 혼란에 빠지고, 감기나 독감 같은 감염성 질환에 쉽게 걸릴 뿐 아니라 류머티즘, 알레르기, 자가면역질환 등 면역계 이상이 발생한다. 이러한 만성적이고 과도한 면역 반응은 결국 몸 전체에 저강도 염증 Inflammaging을 퍼뜨려 노화를 가속화한다. 건강한 미생물 균형이 곧 노화를 막고 건강을 지키는 열쇠인 이유가 여기에 있다.

내 몸속의 비밀 정원, 장내 세균 올바르게 키우는 법

우리 몸속에는 신비로운 정원이 있다. 이 정원을 어떻게 가꾸느냐에 따라 건강, 장수, 노화 속도가 달라진다. 주인공은 바로 마이크로바이옴, 장내 미생물이다. 장내 미생물을 건강하게 키우려면 무작정 유산균 제품을 많이 먹는 것이 아니라, 나에게 맞는 유산균과 그들이 좋아하는 먹이를 정확히 선택해 공급해야 한다.

유익균을 직접 보충하는 것을 프로바이오틱스Probiotics라 한다. 유산균은 모두 같은 효과를 내지 않는다. 변비가 있다면 비피도박테리움Bifidobacterium이 많은 제품을, 잦은 설사가 있다면 락토바실루스Lactobacillus 중심의 제품을, 면역력 저하나 알레르기가 있다면 락토바실루스 람노서스L. rhamnosus GG 같은 특수 균주가 들어간 제품을 선택해야 한다.

유산균의 수CFU는 하루 수십억~수백억 단위를 섭취하면 좋다. 하지만 더 중요한 것은 숫자보다 장까지 살아서 도달하는 생존력이다. 캡슐형 제품은 장까지 도달하기 쉽고, 분말형은 섭취가 편리하지만 습기에 취약해 보관에 주의해야 한다. 요구르트 등 발효유는 간편하지만 설탕 함량을 반드시 확인해야 한다.

유익균이 장에 잘 정착하려면 먹이가 필요하다. 이 먹이를 프리바이오틱스Prebiotics라 한다. 대표적으로 이눌린Inulin, 프락토올리고당FOS, 갈락토올리고당GOS이 있으며, 현미, 통밀, 콩, 양파, 마늘, 아스파라거스, 치커리 뿌리에 풍부하다. 채소, 과일, 통곡물을 하루 한 번 이상 섭취하면 충분히 얻을 수 있다. 다만 갑자기 많이 먹으면 복부 팽만이나 가스가 생길 수 있으니 서서히 양을 늘려야 한다.

프로바이오틱스와 프리바이오틱스를 함께 섭취하는 것을 신바이오틱스Synbiotics라 한다. 정원이 먹이가 풍부해야 잘 가꾸어지듯, 장내 유익균도 먹이가 충분할 때 건강하고 다양하게 번식한다. 신바이오틱스를 꾸준히 섭취하면 장 건강뿐 아니라 항염증, 항노화 효과도 커진다는 연구 결과가 있다.

구분	프로바이오틱스	프리바이오틱스	신바이오틱스
정의	살아있는 유익균 보충	유익균의 먹이 공급	프로+프리바이오틱스 동시 섭취
대표 성분	락토바실루스, 비피도박테리움 등	이눌린, FOS, GOS 등 식이섬유	유산균과 식이섬유 혼합
기대 효과	장내 균총 균형, 면역력 개선	유익균 증식 촉진, 유해균 억제	장 건강 개선, 항염증·항노화 시너지
섭취 주의점	균주 선택 중요, 개인별 적응 기간 필요	섬유질 과다 섭취 시 복부팽만 주의	적정량 점진적 증가 필요

하지만 좋은 것도 과하면 독이 될 수 있다. 처음 유산균 제품을 먹기 시작하면 몸이 적응하는 과정에서 일시적인 복부 불편감이 나타날 수 있다. 제품마다 자신에게 잘 맞는지 천천히 확인하며 양과 종류를 조절해 나가야 한다. 무엇보다 장 건강은 유산균 제품이나 식이섬유 섭취만으로 결정되지 않는다. 운동, 충분한 수면, 스트레스 관리와 같은 건강한 생활습관이 함께할 때 비로소 완벽한 균형을 이룰 수 있다.

장내 미생물의 균형이 잡히면 단지 소화만 좋아지는 것이 아니다. 만성 염증이 줄고 면역력이 강화되며, 노화 속도도 현저히 늦춰진다. 오늘 하루의 작은 실천이 모여 내일의 건강과 젊음을 결정한다. 이제부터 내 몸속 비밀 정원을 아름답게 가꾸는 습관을 시작해야 한다.

03

장이 보내는 신호,
뇌가 응답한다

장과 뇌 사이에는 우리가 상상할 수 없을 정도로 긴밀하고 정교한 연결고리가 있다. 앞서 설명한 바 있는 '장-뇌 축Gut-Brain Axis'이 바로 그것이다. 한마디로 장에서 일어나는 일을 뇌가 빠르게 인지하고, 반대로 뇌의 상태가 장 건강을 좌우한다는 뜻이다.

우리는 일상에서 이 사실을 쉽게 체감한다. 중요한 발표를 앞두고 배가 아플 정도로 긴장된다거나 스트레스를 받으면 소화가 안 된다는 것은 누구나 한 번쯤 경험한 현상이다. 실제로 이런 증상은 뇌에서 출발한 스트레스가 교감신경을 자극해 위장관의 혈류를 감소시키고 소화 기능을 떨어뜨리기 때문에 나타난다.

장–뇌 축, 어떻게 작동할까?

뇌가 스트레스나 불안을 느끼면 즉시 교감신경이 활성화된다. 그러면 장으로 가는 혈액이 줄고, 소화운동은 억제된다. 이로 인해 복통이나 소화불량이 나타날 뿐 아니라 장내 환경의 균형이 깨져 유해균이 늘어나는 악순환이 시작된다. 이런 상태가 지속되면 장 점막의 염증이 증가해 면역체계까지 흔들리게 된다. 결국 노화를 앞당기는 환경이 조성된다.

반대로 장도 뇌에 신호를 보낸다. 최근 연구에 따르면 장내 미생물은 신경전달물질뿐 아니라 신경세포의 생성과 성장에도 영향을 미친다. 특히 유익균은 미주신경 Vagus nerve 을 통해 세로토닌과 GABA를 뇌로 전달한다. 이 과정에서 뇌 신경망의 가소성 plasticity 이 촉진되어 스트레스 대응력과 인지 능력이 향상된다. 하지만 장내 유해균이 늘면 세로토닌 합성이 억제되고 독소가 뇌로 이동해 불안, 우울, 인지 저하를 초래한다.

장내 환경	주요 신경전달물질	뇌의 반응
유익균 우세	세로토닌, GABA 증가	심리적 안정, 인지 기능 개선
유해균 우세	독소, 염증 물질 증가	우울, 불안, 인지 기능 저하

세로토닌을 안정적으로 유지하려면 프리바이오틱스와 프로바이오틱스를 꾸준히 섭취해 장 환경을 개선하는 것이 중요하다. 이는 정신 건강뿐 아니라 노화를 촉진하는 만성 염증 완화에도 도움이

된다.

정신적 안정과 노화, 장-뇌 축이 좌우한다

최근 많은 임상 연구에서 프로바이오틱스나 고섬유 식단을 섭취한 사람들의 우울감과 불안 지표가 현저히 개선됐다는 결과가 보고되고 있다. 이는 장내 유익균 증가로 인한 세로토닌 및 GABA 생산 증가가 주요 원인으로 분석된다. 이러한 변화는 염증 수치를 낮추고 혈압을 정상화하는 등 노화 관련 지표에도 뚜렷한 개선 효과를 보인다. 특히 스트레스 호르몬인 코르티솔의 과도한 분비를 억제해 신체와 뇌가 안정된 균형 상태를 유지하도록 돕는다. 반대로 장이 건강하지 못하면 불안과 예민함이 늘고, 수면장애나 폭식과 같은 행동이 잦아져 노화를 가속한다.

장은 '제2의 뇌'라 불릴 만큼 복잡한 신경망과 미생물을 통해 정신적 안정과 신체 노화를 통합적으로 관리한다. 따라서 정신적 스트레스 관리만으로는 완전한 건강관리가 아니다. 장을 건강하게 유지해 유익균이 번성하는 생태계를 만들면, 정신적 안정은 물론 전신의 노화를 늦출 수 있는 강력한 방법이 된다. 장-뇌 축을 이해하고 적극적으로 관리하면 몸과 마음이 동시에 젊어지는 변화를 경험할 수 있다.

04

균형이 깨지는 순간,
작은 균들의 대반란이 시작된다

　우리 몸은 수많은 미생물과 함께 살아간다. 이 미생물 생태계, 즉 마이크로바이옴은 건강의 핵심이지만, 균형을 잃는 순간 작은 균들의 반란이 일어나 전신에 영향을 미친다. 특히 환경 독소와 항생제는 이 균형을 쉽고 빠르게 무너뜨리는 주범이다.

　우리는 매일 농약 잔류물, 중금속, 미세플라스틱, 미세먼지 등 눈에 보이지 않는 수많은 환경 독소에 노출된다. 이들은 음식, 물, 공기를 통해 몸속으로 들어와 장내 유익균을 약화시키고 유해균의 증식을 촉진한다. 연구에 따르면 환경 독소에 장기간 노출될 경우 면역 기능이 급격히 떨어지고, 만성 염증이 가속화되며 노화가 촉진된다. 단순히 장 건강의 문제를 넘어, 노화 전반이 환경에 의해 앞당겨지는 셈이다.

더욱이 대도시에 거주하는 사람은 시골에 사는 사람보다 장내 유익균이 평균 15% 적다는 연구 결과가 있다. 공기 오염, 스트레스, 불규칙한 식습관 같은 도시 환경 요인들이 장내 미생물 다양성을 떨어뜨린다. 실제로 대도시 직장인들을 대상으로 한 조사에서는 유익균 비율이 낮고 염증 지표가 높은 경우가 많았다. 이는 도시 환경이 장내 균형에 악영향을 주는 대표적 사례다.

미생물 균형 지키는 생활 습관

항생제는 세균을 없애는 강력한 무기지만, 동시에 유익균까지 무차별적으로 제거한다. 며칠간의 복용만으로도 비피도박테리움 같은 좋은 균이 급격히 줄어들 수 있다. 감기나 가벼운 인후염처럼 꼭 필요하지 않은 상황에서 항생제를 습관처럼 사용하면 장내 미생물 균형은 순식간에 무너지고, 그 결과 대사 장애, 면역력 저하, 소화불량 같은 증상이 잦아진다. 따라서 항생제는 반드시 필요한 경우에만 처방에 따라 사용해야 한다. 복용 후에는 프로바이오틱스와 프리바이오틱스를 통해 균형을 빠르게 회복하는 것이 필수적이다.

생활 속에서 환경 독소를 줄이는 습관도 중요하다. 가능하다면 유기농 식품을 선택하고, 플라스틱 대신 유리·스테인리스 용기를 사용하는 것이 좋다. 실내 공기 질을 지키기 위해서는 정기적인 환기와 공기청정기 관리가 필요하다.

채소, 과일, 통곡물, 발효식품은 장내 유익균이 자라는 먹이가 되어 균형을 지켜주고, 독성 물질을 해독하는 항산화·항염 효과도 크다. 한 연구에서는 매일 25g 이상의 식이섬유를 꾸준히 섭취한 그룹이 그렇지 않은 그룹보다 장내 유익균이 30% 이상 증가했음을 보고했다. 규칙적인 배변 습관과 충분한 수분 섭취는 독소와 유해균을 배출하는 기본 조건이다.

건강의 열쇠, 결국 마이크로바이옴에 달렸다

환경 독소와 무분별한 항생제 사용으로 무너진 장내 균형은 단순한 소화 문제를 넘어서 노화와 질병의 출발점이 된다. 그러나 다행히도 작은 생활 습관의 변화만으로도 건강과 젊음을 유지할 수 있다. 장내 균형을 유지하면 면역력과 대사 능력이 향상되고, 염증이 줄어든다. 실제로 마이크로바이옴의 균형을 회복한 환자들은 혈당·혈압이 안정되고 체지방이 감소하는 등 눈에 띄는 변화를 경험했다는 보고도 있다.

결국 마이크로바이옴은 단순한 장 속 세균이 아니라, 몸 전체의 건강을 좌우하는 핵심 조율자다. 환경 독소를 피하고 유익균이 자라기 좋은 조건을 만들어 주는 것이야말로 건강을 지키는 가장 단순하면서도 확실한 전략이다. 장내 균형을 아끼고 돌보는 일은 곧 노화를 늦추고 삶의 질을 높이는 지름길이다.

05

새는 장, 전신 노화를 유발하는 은밀한 균열

　우리 몸에서 가장 중요한 장벽은 '장 점막'이다. 이 장벽이 무너지면 음식 속 독소와 세균이 혈관을 타고 온몸으로 퍼져 건강을 위협한다. 이를 '새는 장 증후군 Leaky Gut'이라 한다. 장 점막은 세포 사이를 촘촘히 연결해 필요한 영양소만 통과시키지만, 손상되면 소화되지 않은 음식 조각이나 세균, 독소가 혈관으로 침입한다. 그 결과 만성 염증과 면역 과잉반응이 일어나 노화를 가속하고 자가면역질환, 알레르기, 우울증 등 다양한 질환의 원인이 된다.

　장벽이 헐거워진 상태가 지속되면 독소와 세균이 혈류를 타고 전신으로 퍼져 피부 트러블, 만성 피로, 관절염, 당뇨, 심혈관 질환을 비롯해 뇌 기능에도 영향을 미친다. 이로 인해 우울감과 집중력 저하가 나타나는 등, 장 손상은 단순한 소화기 문제를 넘어 전신 건강과 정신 건강까지 위협한다. 장 점막을 무너뜨리는 주범은 다음과 같다.

① 장내 유해균 증가

정제된 탄수화물과 설탕이 많은 음식, 지속적인 스트레스, 잦은 항생제 사용 등은 장내 유익균을 줄이고 유해균을 증가시켜 장 점막을 손상시킨다. 특히 일부 유해균은 장벽 세포를 직접 공격해 염증을 유발하고, 점막 사이의 틈을 벌려 투과성을 높인다. 이러한 변화가 지속되면 장벽은 점점 더 약해지고, 면역 체계도 불안정해진다.

② 환경 독소와 알코올, 진통제

미세플라스틱, 농약, 과도한 알코올 섭취, 장기간의 진통제 복용은 장 점막을 직접적으로 손상시키는 대표적인 원인이다. 실제로 진통제 복용 후 복통이나 설사 같은 배탈 증상을 경험한 사람들은 장벽이 손상된 경우가 많다. 이런 물질들은 점막 세포를 자극하거나 파괴해 장의 방어력을 약화시킨다.

> **장벽 손상의 주요 징후**
> - 자주 반복되는 복통과 소화불량
> - 원인 불명의 피부 트러블
> - 만성적인 피로와 무기력감
> - 잦은 알레르기 증상 악화

③ **스트레스**

정신적 스트레스는 장의 혈류를 줄이고 점막 세포의 재생 속도를 늦춰 장벽 회복을 방해한다. 장 점막이 약해진 상태에서 스트레스가 지속되면 새는 장 증후군이 악화되며, 전신 염증과 면역 불균형이 심해진다. 결국, 마음의 안정과 심리적 회복이 장 건강을 지키는 핵심이라는 사실을 보여준다.

새는 장을 막는 방법

우선 유익균을 늘리는 식습관이 기본이다. 발효식품과 프로바이오틱스는 장 점막을 보호하고 염증을 줄인다. 식이섬유가 풍부한 채소·과일은 유익균 성장을 돕는다. 항염 식단도 중요하다. 오메가-3가 많은 생선, 견과류, 채소, 과일, 통곡물은 장 점막 염증을 완화하고, 인스턴트식품·트랜스지방·정제당·과음은 피해야 한다. 소화기 안정 습관도 필요하다. 식후 가벼운 걷기, 규칙적인 배변, 명상·호흡법은 독소 배출과 장벽 재생을 돕는다. 심각한 증상이 있으면 전문가 진단과 영양 처방(글루타민, 아연, 비타민D 등)을 받는 것이 효과적이다.

새는 장 증후군은 단순한 소화 불편이 아니라 전신 염증과 노화를 촉진하는 위험 신호다. 유익균을 늘리고 염증을 줄이는 식단, 스트레스 관리, 환경 독소 최소화로 장벽을 회복할 수 있다. 장 건강을 지키는 것이 전신 건강과 젊음을 유지하는 가장 확실한 방법이다. 작은 생활 습관 변화를 통해 건강한 장벽을 만들면 몸과 마음이 한층 가벼워지고 활력을 되찾을 수 있다.

06

지문처럼 다른 장내 미생물, 나만의 장 건강 지도를 그리다

모든 사람의 장내 미생물 환경은 지문처럼 제각각 다르다. 똑같은 건강법이 누구에게는 효과적이지만, 다른 사람에게는 효과가 없는 이유가 바로 여기에 있다. 나만의 장내 미생물 지도를 그리는 방법이 있다. 바로 '마이크로바이옴 검사'다.

마이크로바이옴 검사는 간단히 말해 장 속에 살고 있는 미생물의 구성을 확인하는 검사다. 검사기관에서 제공하는 키트로 집에서 손쉽게 대변 샘플을 채취한 뒤 보내면, 전문가들이 미생물의 DNA를 분석해 장내 미생물 환경을 한눈에 보여준다.

마이크로바이옴 검사 결과표에서는 여러 가지 중요한 정보를 얻을 수 있다. 먼저 장내에서 유익균과 유해균이 각각 얼마나 차지하고 있는지를 통해 장 건강의 균형 상태를 확인할 수 있다. 또 미생물이 얼마나 다양한지를 보여주는 '미생물 다양성 지수'를 통해 장내 생태계가 건강하게 유지되고 있는지도 알 수 있다. 여기에 더해, 장내 염증을 유발할 수 있는 특정 균이 존재하는지, 그 비율이 어느 정도 되는지도 확인할 수 있다. 예를 들어, 유익균인 비피도박테리움이나 락토바실루스가 충분히 자리 잡고 있다면 장 건강에 긍정적인 신호로 볼 수 있지만, 반대로 유해균이나 염증성 균주가 많다면 개선이 필요하다는 의미가 된다.

이런 정보는 단순히 참고로 그치는 것이 아니라 실제 생활에 직접적인 도움을 줄 수 있다. 검사 결과를 바탕으로 어떤 음식이 나에게 더 이로운지, 어떤 프로바이오틱스가 부족한 균을 보충하는 데 효과적인지를 구체적으로 선택할 수 있기 때문에, 보다 과학적이고 개인화된 장 건강 관리 전략을 세울 수 있게 된다.

개인 맞춤형 장 건강 관리, 왜 필요할까?

마이크로바이옴 검사를 통해 유해균이 많은 것으로 나타난다면 설탕이나 가공식품 섭취를 줄이고, 식이섬유가 풍부한 프리바이오틱스 식품을 더 챙기는 방식으로 개인 맞춤 전략을 세울 수 있다. 이 검사는 단순히 현재 상태를 보여주는 것에 그치지 않고, 나에게 어떤 균주가 부족한지, 또 어떤 음식이 장 환경을 개선할 수 있는지를 구체적으로 알려주기 때문에 생활 습관을 실질적으로 바꾸는 데 도움이 된다. 실제로 탄수화물 섭취를 줄이고 프로바이오틱스를 꾸준히 복용한 결과, 유익균의 비율이 눈에 띄게 증가하고 염증성 지표가 개선된 사례도 보고되고 있어 개인 맞춤형 관리의 필요성을 뒷받침해준다.

그러나 마이크로바이옴 검사를 맹신할 필요는 없다. 이 검사는 장 건강 관리에 유익한 참고자료일 뿐이다. 아직 미생물 연구는 발전하는 과정에 있기 때문에 결과를 맹신하기보다 전반적인 생활습관과 함께 종합적으로 관리하는 것이 중요하다. 장내 환경은 음식뿐 아니라 운동, 수면, 스트레스 관리 등 다양한 요소가 복합적으로 작용한다. 따라서 균형 잡힌 생활습관이 기본이며, 검사 결과는 이를 더 잘 유지하고 개선하는 데 활용하는 것이 바람직하다.

> **마이크로바이옴 건강 체크 포인트**
> - 채소와 과일을 충분히 섭취하고 있는가?
> - 스트레스를 잘 관리하고 있는가?
> - 충분한 수면과 규칙적인 운동을 하고 있는가?
> - 검사 결과를 통해 적절한 프로바이오틱스를 선택하고 있는가?

07

음식과 습관이 만드는
마이크로바이옴의 힘

　장 건강은 우리가 어떤 음식을 선택하고, 그것을 어떻게 소화·배출하느냐에 따라 크게 달라진다. 좋은 음식을 먹으면 장내 유익균이 늘어나 소화와 대사가 원활해지고, 몸은 활력을 되찾으며 노화를 늦출 수 있다. 반대로 해로운 음식을 반복적으로 섭취하면 유해균이 많아져 가스, 변비, 설사 같은 문제가 생기고, 독소가 쌓여 장을 손상시키며 빠른 노화를 불러온다.

　실제로 장내 미생물은 단순히 음식을 분해하는 데 그치지 않고, 섬유질을 분해해 비타민과 단쇄지방산을 만들며 에너지 대사를 돕는다. 따라서 음식 선택은 곧 에너지 생성과 배출, 나아가 전신 건강과 직결된다. 이러한 이유로 항염식, 지중해식, 저탄수·고섬유질 식단은 장 건강을 지키고 노화를 늦추는 대표적인 해법으로 주목받고 있다.

염증을 줄이는 항염 식단

염증은 노화와 만성 질환의 핵심 원인이다. 이를 줄이려면 항산화 물질과 항염 성분이 풍부한 음식을 선택해야 한다. 베리류, 브로콜리, 시금치 같은 채소, 아몬드와 호두 같은 견과류, 콩류와 올리브유, 오메가-3가 풍부한 등푸른 생선은 대표적인 항염 식품이다. 반대로 가공식품, 인스턴트 음식, 트랜스지방, 첨가당이 많은 음식은 피하는 것이 좋다. 육류 역시 과다 섭취 시 염증을 유발하는 유해균을 늘릴 수 있으므로 살코기를 주 2~3회 정도만 먹고, 신선한 채소와 함께 곁들이는 것이 바람직하다. 작은 음식 선택 하나가 장내 미생물 균형을 크게 바꾸며, 결과적으로 염증 수치를 낮추고 노화를 늦추는 데 도움이 된다.

지중해와 저탄고섬유 식단의 지혜

지중해 식단은 수십 년간 검증된 건강 식단으로 심혈관 질환 예방뿐 아니라 장 건강에도 탁월하다. 올리브유를 주된 기름으로 사용하고, 신선한 채소와 과일, 견과류, 통곡물을 기본으로 하며, 생선과 발효 유제품을 곁들이는 것이 핵심이다. 바질, 오레가노, 로즈마리 같은 허브를 활용하는 것도 특징이다. 한국식 밥상에도 쉽게 적용할 수 있는데, 현미밥이나 통밀빵을 주식으로 하고 올리브유로 조리하며, 김치·된장 같은 발효식품과 생선을 함께 먹으면 훌륭한 지중해 식단이 된다.

또 다른 방법은 저탄수·고섬유질 식단이다. 정제 곡물 대신 현미,

귀리, 퀴노아 같은 통곡물을 선택하고, 설탕이 많은 간식은 줄이며, 단백질에 채소를 곁들이면 균형 잡힌 식사가 된다. 처음부터 모든 끼니를 바꾸기 부담스럽다면 하루 한 끼만 저탄수·고섬유질 식단으로 전환해도 충분한 변화를 경험할 수 있다.

소화력을 높이는 생활 습관

아무리 좋은 음식을 먹어도 소화가 잘 되지 않으면 장은 제 기능을 다하지 못한다. 이를 위해서는 몇가지 생활 습관이 중요하다. 음식을 천천히 먹고 충분히 씹는 습관은 기본이다. 한 입을 15~20회 이상 씹으면 음식물이 잘게 분해되어 소화 효소가 원활히 작용하고, 위와 장의 부담을 줄일 수 있다. 또한 발효식품을 꾸준히 섭취하면 장내 유익균이 활성화되어 균형 잡힌 환경을 만들 수 있다. 반대로 과도한 지방과 당류는 정제 탄수화물이나 인스턴트 음식처럼 유해균을 늘리고 장 점막을 약화시켜 노화를 앞당길 수 있으므로 줄이는 것이 필요하다. 여기에 규칙적인 운동과 충분한 수분 섭취를 더하면 소화력이 강화되고 장이 스스로 회복할 수 있는 힘을 얻게 된다.

장 건강을 유지하기 위해서는 소화만큼이나 원활한 배출이 중요하다. 매일 같은 시간에 배변하는 규칙적인 습관을 들이면 장의 리듬이 안정되고 독소가 원활히 배출된다. 이를 위해서는 충분한 식이섬유와 수분 섭취, 그리고 가벼운 운동이 뒷받침되어야 한다. 최근 주목받는 방법 중 하나는 간헐적 단식이다. 특히 16시간 공복 후 8시간 동안 식사하는 방식은 장에 휴식을 주고 점막 재생과 독소 배출을 촉진한다. 여기에 땀을 흘리는 가벼운 운동을 병행하면 노폐물 제거뿐 아니라 장운동 활성화에도 도움이 된다. 이렇게 배출 리듬이 회복되면 몸이 가벼워지고 피로와 염증이 줄어 전신 건강에도 긍정적인 효과가 나타난다.

하루 10분, 장 마사지로 완성하는 케어

장 마사지는 소화와 흡수를 촉진하고 변비와 복부팽만을 완화하며 혈액순환을 개선하는 간단하면서도 강력한 방법이다. 편안히 누워 배꼽을 중심으로 시계 방향으로 부드럽게 원을 그리며 마사지하거나, 대장 방향을 따라 손바닥으로 가볍게 눌러주면 장운동이 촉진된다. 하루 10분 정도만 꾸준히 실천해도 가스 배출과 배변 활동이 원활해지고, 스트레스가 완화되며 면역력이 높아지는 효과를 볼 수 있다. 다만 지나치게 강한 압력은 피하고, 식후보다는 식간이나 자기 전에 하는 것이 좋다. 임신 중이거나 장 질환이 있는 경우에는 전문가 상담 후 시도하는 것이 안전하다. 작은 습관이지만 꾸준히 이어가면 장 건강뿐 아니라 전신의 활력과 정서적 안정까지 되찾을 수 있다.

6장

멜라토닌
: 잘 자는 사람이 늦게 늙는다

01
항노화 사령관 멜라토닌,
전신을 복구하는 호르몬이다

02
텔로미어가 젊음을 말할 때,
수면이 답이 된다

03
코르티솔을 잠재우고 마음을 진정시키는
호르몬 전략

04
낮잠은 충전, 밤잠은 회복
: 파워냅의 과학과 야간 수면의 치유력

05
수면 일기부터 조명까지,
항노화 수면 전략의 완성

01

항노화 사령관 멜라토닌, 전신을 복구하는 호르몬이다

멜라토닌은 밤이 되면 뇌 속의 솔방울샘에서 분비되는 호르몬이다. 많은 사람이 멜라토닌을 그저 잠을 잘 오게 하는 호르몬 정도로 생각한다. 그러나 최근 연구들은 이 작은 호르몬이 단순히 숙면만이 아니라 전신 건강과 노화 방지에도 핵심적인 역할을 한다는 사실을 밝혀내고 있다. 이를 살펴보면 다음과 같다.

① 밤마다 몸을 복구하는 항노화 엔진

멜라토닌은 어둠이 내려앉으면 분비가 촉진되어 우리 몸을 본격적인 '복구 모드'로 전환시킨다. 밤사이 멜라토닌은 단순히 잠을 유도하는 것이 아니라 세포를 복구하고 DNA 손상을 치유하는 항산화 작용을 수행한다. 특히, 밤 10시부터 새벽 2시 사이, 멜라토닌 분비는 최고조에 이른다. 이때 잠을 깊이 자면 세포 재생과 회복력이 극대화된다.

② 항산화력과 염증 조절, 노화 속도를 늦춘다

멜라토닌은 활성산소와 싸우는 강력한 항산화제. 활성산소는 노화의 주요 원인으로 세포막과 DNA를 손상시키고 염증을 유발한다. 멜라토닌은 이를 차단하여 세포 손상을 예방한다. 특히 염증 반응을 일으키는 사이토카인(TNF-α, IL-6 등)의 활동을 억제하여 만성 염증으로 인한 노화를 늦추는 역할을 한다.

나아가 멜라토닌은 세포 내 미토콘드리아를 보호해 에너지 생산을 안정적으로 유지하고, 면역 반응의 과잉 활성화를 막아 신체 전반의 균형을 회복시킨다. 이러한 작용은 단순한 노화 지연을 넘어 심혈관 질환, 당뇨병, 치매와 같은 만성 질환의 위험을 낮추는 데에도 기여한다.

③ 면역 조절을 통한 건강 지킴이

숙면 중 멜라토닌은 면역세포를 활성화하여 바이러스와 암세포에 대한 저항력을 높인다. 실제로 멜라토닌이 부족한 사람은 감염 질환에 쉽게 걸리고 면역 질환도 자주 나타난다.

멜라토닌이 충분한 사람	멜라토닌이 부족한 사람
면역력 강화	감염 질환 취약
세포 재생 원활	세포 재생 저하
노화 속도 감소	노화 속도 증가

멜라토닌은 나이가 들수록 더 소중하다. 40대 후반부터 우리 몸은 멜라토닌 생산을 점점 줄이기 시작한다. 그 결과 깊은 잠을 이루기 어려워지고, 쉽게 피로하며 면역력과 대사 능력도 저하된다. 이러한 변화는 노화를 급격히 가속화하는 원인이 된다.

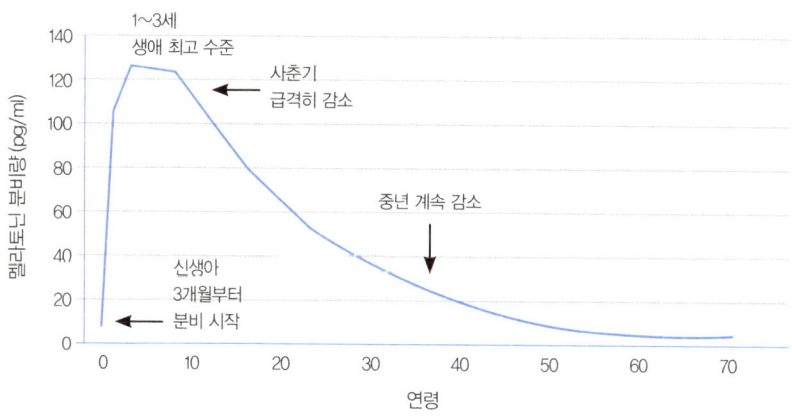

출처 : "Melatonin the "light of night" in human biology and adolescent idiopathic scoliosis", Grivas and Savvidou, 〈Scoliosis〉, 2007

멜라토닌을 '숙면 호르몬'으로만 보던 시대는 끝났다. 이제 우리는 멜라토닌을 항산화, 항염, 면역력을 총괄하는 '항노화 호르몬'으로 바라봐야 한다. 멜라토닌이 충분히 분비되도록 생활 환경을 정비하고, 숙면 루틴을 철저히 관리해야 하는 이유가 바로 여기에 있다.

02

텔로미어가 젊음을 말할 때, 수면이 답이 된다

현대 의학이 주목하는 노화의 지표 중 하나는 바로 텔로미어 Telomere다. 텔로미어는 염색체 끝에 있는 보호 마개 같은 존재로, 세포가 분열할 때마다 조금씩 짧아진다. 텔로미어가 충분히 길다면 세포는 젊고 건강한 상태로 유지되지만, 이 보호 장치가 짧아지면 노화가 가속화된다.

텔로미어는 세포가 노화하거나 죽는 시기를 결정하는 중요한 역할을 한다. 세포 분열을 거듭하면서 텔로미어는 조금씩 줄어들고, 일정 길이 이하가 되면 더는 세포가 분열하지 못하고 노화하거나 죽는다. 그렇기 때문에 텔로미어의 길이를 최대한 오래 유지하는 것이 노화를 늦추는 핵심 전략이다.

'텔로머라제Telomerase'라는 효소가 일부 세포에서 텔로미어 길이를 유지시키기도 하지만, 대부분의 일반 세포에서는 이 효소가 부족해 텔로미어가 점점 짧아진다. 연구에 따르면 수면, 운동, 영양과 같은 생활습관이 텔로머라제 활성과 텔로미어 유지에 큰 영향을 미친다. 그리고 놀랍게도, 텔로미어 길이를 지키는 가장 단순하면서도 확실한 비밀은 바로 우리의 수면에 있었다.

수면 부족이 텔로미어에 미치는 영향

수면이 부족하거나 불규칙하면 스트레스 호르몬인 코르티솔 수치가 높아지고 교감신경이 과도하게 활성화된다. 이로 인해 활성산소가 증가해 텔로미어가 빠르게 닳는다. 또한 깊은 잠이 부족하면 몸에서 이루어져야 할 세포 복구 활동이 제대로 이루어지지 않아 텔로미어 손상이 빨라진다.

반대로 깊은 잠을 충분히 잘 때는 멜라토닌과 성장호르몬이 활발히 분비되어 세포가 효과적으로 복구되고 염증이 진정된다. 이는 텔로미어 보호에 필수적인 과정으로, 깊고 규칙적인 수면이 노화 방지의 핵심인 이유다.

충분한 숙면을 취하는 사람들은 몸의 염증 수치가 낮아지고 면역력도 강화된다. 깊은 잠을 잘 때 뇌는 독소와 노폐물을 제거하고, 면역세포를 활성화하며 세포의 자기 복구(자가포식) 능력까지 극대화한다. 그 결과 DNA 손상이 복구되며 텔로미어도 더 천천히 마모된다. 실제로 하루 7~8시간 규칙적으로 수면을 취한 사람들은 텔로미어 길이가 상대적으로 길고, 심장병이나 대사 질환 발생 위험도 낮다는 연구 결과가 꾸준히 보고된다.

밤 시간, 블루라이트가 문제인 이유

어두워지면 우리 몸은 자연스럽게 멜라토닌을 분비해 수면 신호를 보낸다. 그러나 현대 사회는 밤에도 인공조명과 디지털 기기 화면이 넘쳐난다. 청색광이라고도 하는 블루라이트는 파장 400~500nm 영역의 빛으로 멜라토닌 생성을 가장 강력히 방해한다. 따라서 저녁 시간의 사용은 수면과 항노화에 치명적인 영향을 줄 수 있다.

멜라토닌은 뇌의 솔방울샘에서 분비되지만, 그 여부는 시상하부 시교차상핵SCN이 빛 신호를 어떻게 해석하는지에 달려 있다. 낮에 생성된 세로토닌이 밤에 멜라토닌으로 전환되려면 반드시 '어둠'이라는 신호가 필요하다. 그러나 블루라이트가 눈의 망막을 자극하면 뇌는 계속 낮으로 인식해 멜라토닌 분비를 억제한다. 이로 인해 깊은 잠에 들지 못하거나 얕은 수면이 반복되고, 회복과 재생의 기회가 줄어든다. 장기적으로는 면역력 저하와 만성 염증 증가로 이어져 노화를 촉진한다.

이처럼 밤에 강한 빛에 반복적으로 노출되면 멜라토닌 부족과 함께 교감신경이 과도하게 활성화된다. 그 결과 스트레스 호르몬인 코르티솔이 높아지고, 밤에 이루어져야 할 복구 과정이 지연된다. 장기적으로는 생체리듬이 깨져 면역계 불균형, 혈압·혈당 조절 장애, 각종 만성질환 위험이 증가한다.

젊음을 위한 실천 : 멜라토닌 분비를 촉진하는 밤 루틴

현대인에게 멜라토닌은 단지 수면 호르몬 이상의 의미를 갖는다. 깊은 수면을 유도할 뿐 아니라, 몸의 세포를 재생하고 염증과 산화 스트레스를 낮추며 노화 속도를 늦추는 강력한 항노화 물질이기 때문이다. 문제는 현대 생활 속 블루라이트와 자극적인 환경이 멜라토닌의 자연스러운 분비를 방해한다는 점이다. 이러한 이유로 멜라토닌을 증가시키는 생활습관을 의식적으로 실천하는 것이 필수다. 멜라토닌 분비를 높이는 핵심 원칙은 다음과 같다.

① 취침 1시간 전, 디지털 기기 끄기

디지털 기기에서 나오는 블루라이트는 멜라토닌 분비를 가장 강력하게 방해한다. 적어도 취침 1시간 전부터 스마트폰, TV, 컴퓨터 등을 끄고 은은한 조명 아래에서 휴식을 취하는 것이 이상적이다. 처음에는 다소 불편할 수 있지만, 뇌가 점차 이 환경에 익숙해지면 더 쉽게 깊은 잠에 들 수 있게 된다. 이러한 디지털 디톡스는 멜라토닌 분비를 활성화해 깊은 수면을 유도하고, 밤 사이 면역력 강화, 염증 완화, 세포 재생을 촉진해 노화를 억제한다.

② 일정한 취침·기상 시간 유지하기

우리 몸은 태양의 주기에 맞춰 24시간 리듬을 유지한다. 매일 같은 시간에 잠들고 일어나면 생체 리듬이 안정되고, 밤에는 멜라토닌이 더 확실히 분비된다. 특히 주말이나 휴일에도 평소의 수면 패턴을 유지하면 숙면과 노화 방지 효과가 극대화된다. 아침 햇볕을 충분히 쬐고 낮에 적절한 활동을 하면 밤 시간 멜라토닌 분비가 더욱 명확해진다.

③ 카페인 섭취 제한하기

부가적인 습관 관리로 카페인 섭취 제한하기가 있다. 카페인의 반감기는 보통 5~7시간 정도로 길기 때문에 늦은 오후 이후에 카페인을 섭취하면 밤 수면의 질이 떨어진다. 오후 3~4시 이후에는 커피나 차를 삼가는 것이 좋다.

④ 알코올 줄이기

술을 마시면 쉽게 잠들 수 있다고 생각할 수 있지만, 실제로는 깊은 수면이 어렵고 중간에 자주 깨게 된다. 알코올은 멜라토닌 생성을 방해할 뿐 아니라, 몸에서 염증과 탈수를 유발하여 숙면을 방해하고 노화를 촉진한다.

⑤ 잠들기 전 온도와 습도 조절하기

아무리 멜라토닌을 증가시키려 노력해도 침실 환경이 적절하지 않으면 효과가 떨어진다. 침실은 몸과 뇌가 '완전한 휴식'으로 인지할 수 있도록 편안하고 안전한 환경이어야 한다. 우선 온도와 습도를 조절해야 한다. 숙면에 가장 적합한 침실 온도는 18~20°C이며, 습도는 약 40~60%가 이상적이다. 온도가 지나치게 높거나 습도가 너무 높거나 낮으면 숙면을 방해할 수 있다.

⑥ 취침 전 빛 차단 및 소음 관리하기

작은 빛이라도 수면을 방해할 수 있다. 암막커튼과 수면 안대를 활용하여 외부 빛을 완벽히 차단하는 것이 좋다. 전자기기에서 나오는 작은 불빛까지 제거하거나 덮어두는 습관을 들이면 멜라토닌 분비가 더욱 활성화된다.

또한 소음 관리도 중요한 영역이다. 외부의 소음은 숙면을 방해하고 뇌가 깊은 수면에 이르지 못하게 한다. 귀마개나 방음 커튼을 사용하거나 백색소음을 활용해 주변 소음을 최소화하면 숙면에 도움이 된다.

여러 연구는 수면이 단순한 휴식이 아니라 건강과 수명을 좌우하는 핵심 변수임을 보여준다. 불면증 환자나 수면 시간이 짧은 사람들은 고혈압, 심부전, 관상동맥질환, 뇌졸중 같은 심혈관질환의 위험이 높고, 사망률 또한 상승하는 것으로 나타났다. 하루 6시간 미만의 수면을 취하는 경우, 6~8시간 자는 사람에 비해 심근경색이나 뇌졸중 위험은 약 2배, 심부전 위험은 약 1.6배 증가한다는 보고도 있다. 수면 부족은 면역력 저하와 만성 염증을 통해 대사질환, 우울증, 치매 등 다양한 질환의 발병률을 높이며, 결과적으로 노화를 가속한다.

03

코르티솔을 잠재우고
마음을 진정시키는 호르몬 전략

마음이 불안하거나 스트레스가 심할 때 잠이 잘 오지 않는 것은 단순한 심리적 현상만이 아니다. 실제로 우리 몸속에서는 매우 정교한 생리적 과정이 일어나고 있다. 스트레스 호르몬인 코르티솔이 과다하게 분비되면 교감신경이 활성화되고, 뇌는 밤에도 마치 위기 상황인 것처럼 인식하여 멜라토닌 분비를 억제한다. 반대로 멜라토닌이 충분히 분비되면 코르티솔의 분비가 억제되어 스트레스기 완화되고 몸과 마음이 안정되며, 노화 속도도 느려지는 효과를 볼 수 있다.

교감신경 과부하가 만드는 노화의 함정

잠을 잤는데도 피곤하다면, 몸은 이미 불면과 만성 피로가 악순환하는 함정에 빠져 있을 가능성이 크다. 핵심 원인은 과도하게 활성화된 교감신경이다. 얕은 잠이나 불규칙한 수면으로 몸이 충분히 회복되지 못하면 교감신경이 항시 긴장 상태를 유지하고, 호르몬 균형이 깨지며 산화 스트레스와 염증이 쌓여 노화가 가속된다.

특히 스트레스가 많은 일상, 밤늦게까지 이어지는 디지털 기기 사용은 뇌를 계속 '경계 모드'로 두어 멜라토닌 분비를 억제한다. 그 결과 깊은 잠에 들어가지 못하고 얕은 수면만 반복되면서 낮 동안의 손상과 염증을 복구하지 못한다. 이런 상태가 장기화되면 몸은 피로에서 벗어나지 못하고, 뇌는 만성 긴장 속에 갇히게 된다.

그 결과 코르티솔이 밤에도 높게 유지되어 회복 호르몬(멜라토닌, 성장호르몬 등)의 분비가 억제되고, 전신의 재생 능력이 저하된다. 이는 면역력 저하, 혈압·혈당 상승, 심혈관 질환 위험 증가로 이어지며 결국 노화 속도를 앞당긴다. 피부 노화, 근육 감소, 기억력 저하 역시 이러한 악순환의 대표적인 신호다.

멜라토닌과 코르티솔의 균형과 심신 안정

우리 몸은 멜라토닌과 코르티솔의 균형을 유지하며 하루를 조절한다. 아침이 되면 코르티솔이 서서히 증가하여 몸을 깨우고 활동 상태로 만들고, 밤이 되면 멜라토닌이 분비되어 코르티솔을 낮추고 몸을 휴식 상태로 전환한다. 그러나 코르티솔이 밤에도 과도하게 유지되면 멜라토닌 분비가 제대로 이루어지지 않아 깊은 숙면이 어려워지고, 만성 스트레스와 노화를 촉진하게 된다.

멜라토닌은 이러한 과정에서 강력한 심신 안정 효과를 발휘한다.

멜라토닌 분비가 증가하면 교감신경의 활동이 줄고 부교감신경이 활성화되어 심박수와 혈압이 안정된다. 이는 코르티솔 분비를 낮추고 스트레스 반응을 줄이는 효과를 제공한다. 또한 세포 수준에서 항산화와 항염증 작용을 하여, 스트레스로 인한 산화 스트레스와 만성 염증을 완화하고 전신적인 노화 억제에도 도움을 준다.

결국 멜라토닌과 코르티솔의 균형은 스트레스 관리와 건강 유지에 핵심적인 역할을 한다. 스트레스와 긴장이 지속되면 코르티솔이 과도하게 분비되어 멜라토닌 생성을 방해하고, 이는 불면증과 만성 스트레스, 조기 노화를 유발한다. 그러나 멜라토닌 분비를 촉진하여 교감신경을 낮추면 스트레스 반응이 억제되고 몸이 편안히 회복되며 노화 진행이 늦춰진다. 멜라토닌과 코르티솔의 균형을 잡는 것이 곧 건강하고 활력 있는 삶의 비결이다. 작은 생활 습관의 변화를 통해 멜라토닌을 높이고 코르티솔을 낮춰, 마음의 평화와 젊음을 지켜야 한다.

04

낮잠은 충전, 밤잠은 회복
: 파워냅의 과학과 야간 수면의 치유력

우리 몸과 마음을 재충전하는 데 있어 낮잠과 야간 수면은 서로 다른 역할을 수행한다. 낮잠, 즉 파워 냅은 Power nap 짧고 강력한 휴식을 제공하여 즉각적인 피로 회복과 집중력 향상을 돕지만, 이는 어디까지나 일시적인 충전 역할이다. 본격적인 회복과 재생은 야간의 깊은 수면을 통해 이루어진다. 특히 밤 수면은 멜라토닌 분비를 극대화하여 전신의 회복과 노화 방지에 중요한 역할을 한다.

낮잠의 효과와 이점
파워 냅은 보통 10~20분 동안의 짧은 낮잠을 의미하며, 이 짧은 시간이 뇌의 피로를 줄이고 교감신경을 억제하여 마음을 안정시키는 데 탁월한 효과를 발휘한다. 연구에 따르면 오후의 짧은 낮잠은 집중력, 기억력, 스트레스 회복력을 높이는 데 도움을 준다.

　잠에서 깨어나는 순간부터 신체에는 뇌 신진대사의 부산물인 아데노신이 쌓이기 시작한다. 아데노신이 일정 이상 축적되면 졸음과 피로가 몰려오는데, 잠깐의 낮잠은 아데노신 수치를 줄이고 에너지를 높여 맑은 정신으로 하루를 힘차게 보낼 수 있도록 도와준다. 영국의 수면 생리학 전문가 가이 메도우스Guy Meadows 박사는 "하루 10~20분 정도의 낮잠은 기분을 좋게 하고 집중력을 높여 실수를 줄이며 업무 효율을 증가시킨다"라고 설명했다.

　과거 미국 항공우주국NASA도 유사한 연구 결과를 발표했다. 연구진은 승무원을 두 그룹으로 나누어 한 그룹에게는 하루 20분의 규칙적인 낮잠을 허용하고, 다른 그룹은 평소처럼 근무하도록 했다. 그 결과 규칙적으로 낮잠을 잔 그룹이 업무 집중력과 수행 능력에서 더 높은 성과를 보였다.

　미국 캘리포니아 어바인 대학교의 사라 매드닉Sara Mednick 교수는 "주기적인 낮잠은 삶을 바꾼다"라고 주장한다. 그녀는 "하루 90분가량의 낮잠은 기억력을 개선하고 창의성을 비롯한 인지 기능 향상에 기여한다"라고 말했다.

　2015년 독일 자를란트 대학 연구진은 하루 45분 낮잠으로 기억력이 5배 이상 향상된다는 연구 결과를 발표했다. 연구에 따르면 낮잠은 기억력을 강화하는 뇌파인 수면방추 활동을 촉진하며, 뇌가 새로운 정보를 저장하고 정리하는 데 도움을 준다. 2014년 미국 텍사스 베일러 대학교 연구진도 하루 90분의 낮잠이 청소년의 기억력 강화에 효과적이라는 논문을 발표했다.

낮잠은 인지 기능뿐 아니라 심혈관 건강에도 긍정적이다. 2019년 스위스 로잔 대학교 연구진은 일주일에 1~2회 낮잠을 자는 사람은 전혀 자지 않는 사람보다 심장마비, 뇌졸중, 심부전 등 주요 심혈관 질환 발생 위험이 48% 감소한다는 연구를 발표했다. 이는 낮잠이 혈압을 낮추는 데 기여할 수 있기 때문으로 보인다고 연구진은 설명했다. 또한 최근 연구에 따르면 낮잠은 노화에 따른 뇌 수축을 늦추고 뇌 건강 유지에 도움을 준다. 2023년 영국 유니버시티 칼리지 런던 의대 빅토리아 가필드Victoria Garfield 교수가 주도한 연구에서는 습관적으로 낮잠을 자는 사람이 그렇지 않은 사람보다 뇌의 전체 부피가 컸으며, 이는 2.6~6.5년 젊은 뇌와 유사한 수준이었다. 가필드 교수는 "정기적인 낮잠이 뇌 수축을 예방하고 인지 기능 유지에 긍정적인 영향을 미친다"라고 강조했다.

하지만 낮잠이 길어지면 오히려 건강에 해롭다. 미국 서던 캘리포니아 대학교의 라즈 다스굽타Raj Dasgupta 교수는 "낮잠이 건강에 유익한 것은 사실이지만 두 시간을 넘기면 부정적 영향을 준다"라고 경고했다. 전문가들은 공통적으로 "낮잠은 오후 2시 이전에 15~20분 정도가 가장 이상적이며, 90분을 넘기지 않는 것이 좋다"라고 권장한다. 또한 만성 불면증 등 수면장애가 있는 환자에게는 낮잠이 야간 수면을 방해할 수 있어 추천되지 않는다.

밤에 충분히 자지 못했을 경우 파워 냅은 피로를 일정 부분 해소하고 뇌 기능을 회복하는 데 도움이 된다. 이는 낮 동안의 효율성을 유지할 수 있게 해주지만, 야간 수면의 질적 효과를 완전히 대체할 수는 없다.

야간 수면의 치유 메커니즘

야간 수면은 단순한 휴식이 아니라 몸과 뇌를 근본적으로 회복시키는 치유 과정이다. 밤에는 멜라토닌이 가장 활발히 분비되며, 이 호르몬은 강력한 항산화 및 항염증 작용을 통해 세포 손상을 복구하고 노화를 늦춘다. 동시에 깊은 수면 사이클인 서파 수면과 REM 수면이 반복되면서 뇌와 신체의 노폐물이 제거되고, 기억과 학습이 정리된다. 이러한 회복 메커니즘은 낮잠으로는 충분히 일어나지 않으며, 전신의 재생과 건강한 노화를 위해서는 오직 야간의 깊은 수면이 필요하다.

낮잠과 야간 수면 비교

항목	낮잠 (파워냅)	야간 수면
목적	일시적 피로 해소, 집중력 증진	깊은 신체·뇌 회복, 노화 방지
멜라토닌 분비	제한적(낮 시간이라 분비 낮음)	매우 활발(밤 시간에 극대화됨)
수면 깊이	얕고 짧은 수면	여러 번의 깊은 수면 사이클
이상적 시간	10~20분, 오후 1시~3시 전후	7~8시간, 규칙적인 밤 시간대
효과 지속성	일시적이고 즉각적	장기적이고 근본적인 회복과 재생
역할	보조적, 응급 충전 방식	필수적, 본격적 재생 과정

최적의 낮잠 전략

가장 효과적인 낮잠의 길이는 10~20분이다. 이 시간 동안은 깊은 수면 단계에 들어가지 않으면서도 뇌를 재충전할 수 있어, 깨어난 뒤 빠르게 각성 상태로 전환할 수 있다. 반대로 30분 이상 낮잠을 자면 깊은 수면에 진입해 오히려 깨어난 후 더 피로감을 느낄 수 있다.

낮잠은 오후 1~3시 사이에 취하는 것이 가장 이상적이다. 이 시간대는 인체의 생리적 리듬과 맞물려 자연스럽게 졸음이 오는 때이기 때문이다. 그러나 오후 4시 이후에 낮잠을 자면 야간 수면이 방해를 받아 오히려 수면 리듬에 악영향을 줄 수 있다.

결국 낮잠은 효율적인 보조 수단일 뿐이며, 진정한 회복과 재생은 밤의 깊은 숙면을 통해 이루어진다. 낮에는 짧고 효과적인 낮잠으로 일시적인 피로를 해소하고, 밤에는 충분한 숙면으로 몸과 마음의 근본적인 회복과 노화 방지 효과를 얻어야 한다. 이러한 균형 잡힌 수면 관리가 건강하고 활력 있는 삶을 유지하는 열쇠다.

05

수면 일기부터 조명까지, 항노화 수면 전략의 완성

앞 장에서 멜라토닌과 수면이 노화에 어떤 영향을 미치는지 살펴봤다면, 이제는 그 내용을 바탕으로 전략을 짜야 할 때다.

현대인은 불규칙한 생활 패턴, 빛 공해, 스트레스 등으로 인해 멜라토닌의 자연스러운 분비가 쉽게 교란된다. 숙면이 무너질 때 가장 먼저 손상되는 것은 세포 회복과 면역력이며, 장기적으로는 노화의 가속으로 이어진다. 따라서 단순히 "잠을 자야 한다"는 원론을 넘어, 일상에서 수면을 관리할 수 있는 구체적인 전략이 필요하다. 그 핵심은 수면 일기를 통한 문제 파악, 수면 위생 실천, 필요 시 보충제의 적정 활용이라는 세 단계다.

① **수면 일기 : 문제를 가시화하는 첫걸음**

수면 일기는 단순히 잠든 시각과 깬 시각을 기록하는 수준을 넘어야 한다. 잠들기까지 걸린 시간, 밤중 각성 횟수, 기상 후의 피로도와 기분, 낮 동안 카페인과 알코올 섭취 여부, 스트레스 수준까지 꼼꼼히 적으면 수면을 방해하는 요인이 뚜렷하게 드러난다. 막연히 "나는 잠이 잘 안 온다"가 아니라, 무엇이 언제 어떻게 문제를 만드는지를 객관적으로 볼 수 있게 되는 것이다. 불면이 반복된다면 최소 2주 이상 수면 일기를 꾸준히 작성해 패턴을 확인하는 것이 권장된다.

② **수면 위생 : 멜라토닌을 지키는 생활 환경**

수면 위생sleep hygiene은 숙면을 유도하는 생활 습관과 환경을 말한다. 그중에서도 조명과 전자기기 관리가 핵심이다. 취침 1시간 전부터는 스마트폰, TV, 컴퓨터를 끄고 조명을 낮추어야 한다. 침실에 남아 있는 작은 불빛조차 멜라토닌을 억제할 수 있으므로, 전자 시계나 충전기의 LED 불빛까지 가리는 것이 바람직하다.

음식과 음료 관리도 중요하다. 오후 3시 이후에는 카페인을 피하고, 취침 3시간 전에는 알코올과 야식을 삼가는 것이 좋다. 또한 매일 일정한 시간에 잠들고 일어나는 습관은 생체 리듬을 안정시키고, 멜라토닌과 코르티솔의 균형을 회복한다. 조명·섭취·리듬, 이 세 가지를 지키는 것만으로도 수면의 질은 현저히 개선될 수 있다.

③ 보충제 : 신중하게 접근해야 할 보조 도구

특수한 상황에서는 멜라토닌 보충제가 도움이 될 수 있다. 예를 들어 교대근무로 밤낮이 자주 바뀌거나, 장거리 여행 후 시차 적응이 필요한 경우, 혹은 단기간에 수면 패턴을 조정해야 하는 경우가 그렇다. 일반적으로는 1~3mg 정도의 저용량으로 시작해 개인 반응을 확인하는 것이 안전하다. 그러나 멜라토닌은 어디까지나 호르몬이므로 장기 복용은 반드시 전문의와 상의해야 한다. 보충제는 환경을 개선하는 동안 임시로 쓰는 보완 장치일 뿐, 근본적인 해결책이 아님을 잊지 말아야 한다.

수면 전략의 최종 목표는 몸이 스스로 멜라토닌을 충분히 분비하는 환경을 만드는 것이다. 조명, 생활 습관, 심리적 안정까지 모두 아우르는 체계적인 접근을 통해 숙면을 회복하면, 면역력은 강화되고 염증은 줄어들며 노화의 속도는 효과적으로 늦춰진다. 매일의 작은 기록과 습관의 반복이 곧 건강하고 젊은 삶을 이어가는 항노화 전략의 완성이다.

멜라토닌 보충제 복용 시 주의사항

식물성 멜라토닌은 일반 식품으로 분류되기 때문에 효과는 수면제나 수면유도제 같은 의약품에 비해 떨어진다. 전문의약품인 멜라토닌 서방정과 비교해도 지속 시간에서 차이가 난다. 멜라토닌 서방정의 약효는 약 6~7시간 지속되지만, 식물성 멜라토닌은 평균 50분에서 1시간 정도만 유지된다. 대신 체내에 오래 남지 않아 부작용은 크지 않다. 시차 적응이나 불규칙한 야근으로 인해 일시적으로 수면 패턴 교정이 필요하다면 섭취해도 큰 문제는 없다. 그러나 부작용이 적다고 해도 복용 전 전문가와 상담하는 것이 안전하다. 또한 섭취했을 때 효과가 없다면 단순 보충제를 넘어 치료적 접근이 필요하다.

대한약사회 백영숙 학술이사는 "멜라토닌의 작용 시간이 짧기 때문에 부작용에 대한 큰 걱정은 하지 않아도 된다"면서도 "불면증이 너무 심하다면 전문의약품이나 일반의약품의 도움을 받는 것이 좋다"고 말했다. 실제로 사람마다 필요한 용량이 크게 다르므로, 처음에는 낮은 용량으로 시작해 몸의 반응을 살피면서 조절하는 것이 바람직하다.

단기적인 사용은 대체로 안전하지만, 장기 복용에 대한 연구는 충분하지 않다. 특히 장기간 고용량을 복용할 경우 호르몬 균형이 깨지고 부신 기능이나 생식 호르몬 등 체내 여러 시스템에 영향을 줄 수 있다는 우려가 있다. 일부 사람에게는 두통, 어지럼증, 졸음, 우울감 같은 부작용이 나타나기도 하며, 다른 약물과 함께 복용할 경우 상호작용 가능성도 존재한다. 따라서 멜라토닌은 어디까지나 일시적인 보조 수단으로 활용하되, 장기 복용이나 병용은 반드시 전문의와 상의하는 것이 중요하다.

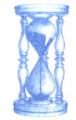

미토콘드리아

: 세포 에너지 공장을 깨워라

01
세포 속 작은 발전소,
노화를 지휘하다

02
세포 노화의 진실
: 피로는 미토콘드리아의 비명이다

03
생각과 힘은
미토콘드리아에서 시작된다

04
노후된 세포를 청소하라
: 미토파지로 젊음을 되찾는 법

05
활성산소를 잠재우는 항산화 루틴
: 세포를 산화로부터 지키는 전략

06
고강도 인터벌 운동
: 단 10분으로 세포를 젊게 만드는 법

07
영양과 미토콘드리아의 최적화 식단
: 잘 먹어야 세포를 살린다

01

세포 속 작은 발전소,
노화를 지휘하다

몸속 세포에는 마치 작은 발전소와 같은 존재가 숨어 있다. 바로 미토콘드리아Mitochondria다. 최근 연구에 따르면 이 작은 기관이 단순히 에너지를 생산하는 역할을 넘어, 우리 몸의 노화 과정 전반을 조절하는 데 핵심적인 역할을 한다는 게 밝혀졌다. 미토콘드리아가 음식과 산소를 활용해 세포가 쓸 수 있는 에너지를 만들어내는 유일한 장치이기 때문이다. 그렇기 때문에 에너지 공급이 원활할 때는 세포가 활력을 유지하지만, 기능이 떨어지면 에너지 부족과 손상이 이어지고 결국 노화를 앞당기게 된다. 즉, 미토콘드리아는 눈에 보이지 않지만 건강과 젊음을 결정짓는 핵심 엔진 같은 존재다.

시르투인 : 장수를 지휘하는 유전자

그렇다면 어떻게 하면 미토콘드리아를 건강하게 만들 수 있을까? 그중 가장 널리 알려진 방법이 바로 칼로리 제한이다. 음식을 조금 줄이면 단순히 체중만 줄어드는 것이 아니라, 몸속의 호르몬과 유전자까지 활발하게 움직인다. 특히, 공복 상태에서는 '시르투인sirtuin'이라는 특별한 유전자가 켜지는데, 이 유전자는 노화를 늦추고 오래 살 수 있도록 돕는 역할을 한다.

이렇게 공복과 가벼운 식사, 그리고 규칙적인 운동을 병행하면 시르투인 유전자가 켜지고, 더불어 세포 속 미토콘드리아가 더 많아지고 활발해지면서 결과적으로 건강하게 오래 살 가능성이 높아진다.

케톤체 : 미토콘드리아를 깨우는 대체 에너지원

미토콘드리아를 활성화하는 또다른 물질로 케톤ketones이 있다. 흔히 케톤체ketone bodies라고 부르는데, 아세톤acetone, 아세토아세트산acetoacetate, D-β-하이드록시부티르산D-ß-hydroxybutyrate 등 세 가지 물질을 통칭한다. 케톤은 체지방을 합성하거나 분해할 때 발생하는 중간 대사 산물이다. 우리 인체에서는 혈당을 낮추는 인슐린 기능이 약해지면 케톤체 합성이 시작된다. 이 케톤체는 에너지원이 되어 미토콘드리아로 이동한다. 케톤체는 다른 화합물보다 뇌에 도달하기 쉽고, 미토콘드리아 수가 많은 뉴런[2]에 특히 효과적이다. 케톤체를

---

2) 뉴런 : 자극과 흥분을 담당하는 신경계의 기본 단위

통한 뉴런의 미토콘드리아 활성화는 치매 예방에도 도움이 된다.

칼로리 자체를 제한하는 시르투인과 달리 케톤체를 생산하기 위해서는 탄수화물 섭취를 줄여야 한다. 밥을 줄이고 반찬을 늘리는 거꾸로 식사법이 케톤체를 늘리는 방법이다. 또 간식을 끊거나 16시간 공복을 유지하는 간헐적 단식도 케톤체를 늘릴 수 있다. 그러나 탄수화물은 미토콘드리아를 활성화해주는 ATP의 재료이므로, 탄수화물과 케톤체 식사법을 적절히 조화시키는 것이 중요하다.

당질糖質·glucide은 탄수화물에 가장 많이 들어 있는 성분이다. 탄수화물은 당질과 식이섬유로 이루어져있지만, 식이섬유 비율은 거의 없고 대부분이 당질이다. 예를 들어 라면을 생각해보자. 라면은 탄수화물이 78g, 식이섬유가 0g이므로 당질은 78g이다. 밥, 빵, 면류처럼 달콤하지 않은 탄수화물 역시 당질이 많아 주의가 필요하다. 달지 않다고 해서 당질이 적은 것은 아니므로 조심해야 한다.

케톤체는 뇌·근육·간 등에서 포도당의 대체 연료원으로 사용된다. 특히 근육과 간의 대사 상태가 좋은 사람들은 에너지원으로 케톤을 효율적으로 활용한다. 음식을 섭취하면 포도당이 간과 근육에 글리코겐 형태로 저장됐다가 공복 시 에너지원으로 쓰이지만, 약 12시간이 지나면 글리코겐이 거의 소진된다. 이후 각 장기와 세포가 필요로 하는 에너지원으로 지방이 활용되는데, 분해된 지방 조직은 간에서 케톤으로 전환된다.

케톤이 효율적으로 사용되면 인슐린 저항성이 줄어들어 당뇨병 발생 가능성도 낮아진다. 특히 공복 시간을 길게 유지하는 간헐적 단식은 케톤 활성화에 긍정적이다. 늦은 밤 야식을 피하고, 이른 저녁을 먹은 뒤 약 16시간의 공복을 유지한 후 늦은 아침(겸 점심)을 챙겨 먹으면 이를 실천할 수 있다. 특히, 간헐적 단식은 공복 혈당을 개선하고 케톤체 활용을 높여 당뇨병 예방에 도움을 준다.

또 탄수화물 섭취를 상당히 줄이는 대신 지방을 조금 더 보충하는 것도 케톤 활용을 높이는 방법이다. 케톤 식단은 탄수화물 중독을 완화해 비만, 당뇨, 고혈압과 같은 만성질환을 줄이는 데 도움이 된다.

생활 습관이 미토콘드리아를 살린다

미토콘드리아는 운동을 통해서도 활성화된다. 빨리 걷기나 조깅 같은 유산소 운동을 하면 호흡이 빨라지고 심박수가 올라간다. 산소 부족 상태가 되면 몸이 위기감을 느끼고 미토콘드리아를 더욱 활성화한다. 운동으로 혈류가 개선되면서 심장에서 나트륨이뇨펩타이드natriuretic peptide, 혈관에서 일산화질소가 분비되는데, 이들 또한 미토콘드리아 활성화에 기여한다.

갈색 지방과 백색 지방의 근본적 차이는 미토콘드리아의 수다. 유산소 운동을 꾸준히 하면 몸은 에너지 관리 시스템을 새롭게 구축하고, 그 과정에서 미토콘드리아 합성을 자극해 수와 기능을 늘린다. 고강도 운동은 효과가 더 크지만, 강도가 낮더라도 꾸준히 하는 것이 중요하다. 운동을 통해 갈색 지방 세포는 UCP1 단백질 발현을 늘리는데, 이 단백질은 미토콘드리아에서 에너지를 열로 전환하는 과정에 관여한다.

음식에서는 오메가-3 지방산과 단백질 섭취에 신경 써야 한다. 오메가-3 지방산은 염증을 줄이고 대사 기능을 높여 지방 세포 분화와 새로운 미토콘드리아 생성을 촉진한다. 충분한 단백질 섭취 역시 근육량 증가와 대사 활성화에 도움이 된다.

또 스트레스 호르몬인 코르티솔은 미토콘드리아 기능을 저하시키는 주요 원인이므로, 스트레스 관리에도 신경 써야 한다. 수면을 충분하고 깊게 취해 호르몬 균형을 건강하게 유지하면 미토콘드리아의 기능과 수를 높일 수 있다.

ATP와 활성산소 : 생명을 움직이고 늙게 하는 힘

미토콘드리아의 가장 기본적인 임무는 아데노신 삼인산, 즉 ATP를 생산하는 것이다. ATP는 쉽게 말해 세포 내에서 에너지 화폐 역할을 한다. 우리가 걷고, 뛰고, 생각하고, 심지어 숨을 쉴 때도 ATP가 꼭 필요하기 때문이다. 미토콘드리아 내부에서는 우리가 먹은 음식(단수화물, 지방, 단백질)이 크렙스 회로(구연산 회로)와 전자전달계를 거쳐 ATP로 전환된다. 즉, 미토콘드리아가 건강해야 우리 몸 전체가 활력을 유지할 수 있는 것이다.

그러나 이 과정에서 활성산소라는 부산물도 함께 생성된다. 활성산소는 세포의 DNA와 단백질을 손상시켜 산화 스트레스와 노화의 주요 원인이 된다. 실제로 활성산소가 과다하게 쌓이면 피부의 주름이 늘어나고 면역력이 떨어지는 등 눈에 보이는 노화 현상이 가속화된다. 반대로 적절한 수준의 활성산소는 면역 반응을 돕고 세포 신호 전달에 기여하기 때문에 완전히 나쁜 것만은 아니다.

다행히 미토콘드리아는 SOD, 글루타티온 같은 자체 항산화 시스템을 갖추고 있어, 건강할 때는 이 활성산소를 잘 제어한다. 또한 우리가 섭취하는 비타민 C, 비타민 E, 폴리페놀 등과 같은 항산화 성분도 활성산소 억제에 큰 힘을 보탠다. 하지만 미토콘드리아 기능이 떨어지면 이러한 방어 체계가 무너져 활성산소가 급격히 늘어나고, 결국 세포 손상과 노화를 빠르게 앞당기게 된다.

단백질 항상성과 세포 노화

세포를 어떻게 처리하느냐도 미토콘드리아의 중요한 역할이다. 미토콘드리아는 세포의 생존과 사멸을 결정하는 조정자로서, 필요할 경우 세포가 스스로 파괴되도록 신호를 보낸다. 이것을 '아포토시스apoptosis'라고 하며, 암과 같은 병든 세포를 제거하거나 손상된 세포를 정리해 새로운 세포로 교체하는 데 필수적인 기능을 한다. 미토콘드리아가 이러한 기능을 원활히 수행할 때 세포는 건강하고 젊음을 유지할 수 있지만, 세포 사멸이 과도하거나 부족하면 오히려 노화를 촉진하거나 질병을 유발할 수 있다.

이처럼 세포 수준의 균형은 노화의 핵심과 깊이 연결되어 있다. 실제로 최고 권위의 국제 학술지 『Cell(셀)』에서는 노화의 특징을 정리하며, 그 원인으로 단백질 항상성의 상실과 거대 자가포식 장애를 중요한 축으로 제시했다.

우리 몸은 수많은 단백질로 이루어져 있다. 알려진 것만 해도 약 10만 종에 달하며, 이는 전체 체중의 20%가량을 차지한다. 단백질은 근육과 피부, 머리카락처럼 눈에 보이는 부분뿐 아니라, 효소·호르몬·면역 물질처럼 눈에 보이지 않는 곳에서도 끊임없이 활동한다.

이 단백질들은 한 번 만들어지면 영원히 유지되는 것이 아니다. 필요한 단백질은 계속 새로 합성되고, 불필요하거나 손상된 단백질은 제때 분해되어 사라진다. 실제로 우리 몸의 단백질 중 2~3%는 하루 만에 교체될 정도로, 끊임없는 순환이 일어난다. 이렇게 단백질이 합성과 분해를 반복하며 균형을 유지하는 과정을 '단백질 항상성'이라고 부른다.

하지만 나이가 들면 이 정교한 균형이 무너지기 시작한다. 손상된 단백질이 제대로 제거되지 않거나 새로운 단백질이 충분히 만들어지지 않아 몸의 회복력이 떨어지는 것이다. 젊을 때는 피부에 작은 상처가 나도 금세 아물지만, 나이가 들수록 상처가 오래 가고 회복이 더딘 것도 바로 단백질 항상성의 저하와 깊은 관련이 있다.

단백질이 정상적인 구조와 형태를 이루도록 돕는 것이 샤페론chaperone 단백질이다. 샤페론은 불안정한 단백질이 생기면 빠르게 파괴하거나 재활용하는 역할을 한다. 그러나 노화가 진행되면 이 기능이 약화되어 손상된 단백질이 쌓이고, 세포 분화를 방해하며 염증을 일으켜 세포 노화를 가속한다. 특히 변성 단백질은 나이가 들수록 증가하며, 파킨슨병·알츠하이머병·당뇨병 등 다양한 질환의 원인이 된다.

자가포식이란 무엇인가?

미토콘드리아 역시 시간이 지나면 노후된다. 이때 세포는 자가포식Autophagy 과정을 통해 손상되거나 오래된 미토콘드리아를 분해하고 새로운 것으로 교체한다. 이 과정이 원활하면 세포는 건강과 활력을 유지할 수 있지만, 기능이 떨어지면 자가포식이 제대로 작동하지 않아 노화가 가속된다.

자가포식은 미토콘드리아뿐 아니라 단백질, 지방, 세포 소기관 등 세포 내 불필요한 물질을 분해하고 재활용하는 과정이다. 이를 통해 대사 균형을 유지하고, 염증과 노화를 억제하며, 필요한 경우 세포가 스스로 일부를 분해해 에너지원으로 활용하기도 한다. 실제로 장수하는 동물일수록 자가포식이 활발하고, 자가포식에 장애가 생기면 암·심장병·퇴행성 뇌 질환 등 노화 관련 질병이 쉽게 발생한다. 반대로 자가포식이 잘 이루어지면 신진대사가 원활해지고, 파킨슨병·알츠하이머병 같은 퇴행성 질환도 억제된다.

이 과정에서 중요한 조절자가 바로 mTORmechanistic target of rapamycin이다. mTOR은 단백질 합성, 세포 성장, 대사 조절 등 여러 기능을 담당하지만, 에너지와 산소가 부족할 때는 억제되어 자가포식이 활성화된다. 반대로 인슐린과 IGF-1이 높을 때는 mTOR이 활성화되어 세포 성장을 촉진한다. 결국 오토파지와 mTOR은 서로 균형을 이루며, 낡은 것을 분해하고 새로운 것을 만드는 과정이 조화를 이룰 때 건강이 유지된다.

따라서 간헐적 단식이나 식이 제한은 자가포식을 활성화하는 데 도움이 되지만, 체중과 근육량이 과도하게 줄지 않도록 주의해야 한다. 근력 운동과 충분한 단백질 섭취를 병행할 때 비로소 단식의 긍정적 효과를 온전히 누릴 수 있다.

　자가포식을 촉진한다는 것은 결국 건강하고 규칙적인 루틴을 만든다는 뜻이다. 지금까지 소개한 습관들을 꾸준히 지키는 일은 때로 귀찮고 불편할 수 있다. 그러나 이는 조기 사망을 막고, 젊은 시절부터 질병에 시달리며 기회와 재화를 잃는 것을 예방한다는 점에서 충분히 감수할 만하다. 작은 습관 하나가 내 몸속 세포 청소 시스템, 오토파지를 활성화한다는 사실을 기억하고, 오늘부터 실천하는 것이 중요하다. 아침·점심·저녁의 루틴을 통해 손상된 세포를 청소하고, 질병과 노화에서 한 걸음 멀어질 수 있기를 바란다.

02

세포 노화의 진실
: 피로는 미토콘드리아의 비명이다

앞서 설명했듯 미토콘드리아의 핵심 임무 중 하나는 에너지, 즉 ATP 생산이다. 미토콘드리아가 노화되거나 손상되면 에너지를 제대로 공급하지 못해 세포의 기능이 떨어지고, 이는 곧 전신의 만성 피로와 무기력함으로 이어진다.

특히 미토콘드리아 수가 많은 뇌와 심장, 근육 조직에서 이러한 에너지 부족은 치명적이다. 뇌의 기능 저하로 기억력과 인지 능력이 떨어지고, 심장 근육의 에너지 생산 부족은 혈액순환 문제로 이어진다. 근육에서는 쉽게 지치고 운동 능력이 눈에 띄게 줄어들며, 운동 후 회복 속도도 현저히 늦어진다.

더 큰 문제는, 미토콘드리아 기능 저하가 활성산소의 증가로 이어져 DNA 손상과 단백질 변성을 가속한다는 점이다. 이렇게 손상된 세포가 쌓이면 염증 반응이 만성화되고, 결국 치매나 심혈관 질환 같은 퇴행성 질환의 위험이 높아진다. 에너지 부족과 세포 손상이 서로를 악화시키는 악순환 속에서 신체의 노화 속도는 점점 더 빨라진다.

활성산소 과잉 : 염증과 산화 스트레스의 악순환

미토콘드리아가 ATP를 생산할 때 활성산소가 불가피하게 생성된다. 정상적인 미토콘드리아는 이러한 활성산소를 적절히 관리하지만, 기능이 떨어진 미토콘드리아는 활성산소를 과도하게 만들어 세포 내 산화 스트레스를 급격히 증가시킨다.

이 과도한 산화 스트레스는 세포막, 단백질, DNA를 손상시켜 염증 반응을 일으키고, 이는 다시 만성적인 저강도 염증 상태인 염증노화로 이어진다. 이러한 상태가 지속되면 심혈관 질환, 치매, 당뇨 등 다양한 노화 관련 질환의 발병 위험이 높아진다.

흥미로운 점은, 활성산소가 과잉일 때만 문제가 되는 것이 아니라는 사실이다. 적절한 수준의 활성산소는 세포 신호 전달과 면역 반응에 꼭 필요하다. 하지만 노화가 진행되면 균형이 깨져 활성산소가 필요 이상으로 축적되고, 항산화 시스템이 이를 억제하지 못한다. 결과적으로 피부 노화가 빨라지고, 근육이 쉽게 피로해지며, 뇌 신경의 손상이 가속화된다. 우리가 나이가 들수록 잦은 피로와 기억력 저하, 피부 주름을 경험하는 것도 이와 관련이 있다.

즉, 활성산소는 '적당하면 약, 과하면 독'이 되는 양날의 검과 같다. 문제는 나이가 들수록 이 검의 날이 점점 무뎌지지 않고 오히려 날카로워져 우리 몸을 스스로 베기 시작한다는 점이다.

미토콘드리아 손상과 노화 질환의 상관관계

미토콘드리아 상태	ATP 생산량	활성산소 관리	결과적인 질병 및 상태
건강함	높음	우수	활력, 건강 유지
손상됨	낮음	저하	만성 피로, 대사증후군, 신경퇴행성 질환, 빠른 노화

대사증후군 : 미토콘드리아 노화의 결과

미토콘드리아 기능이 저하되면 세포의 에너지 관리 능력이 떨어져 포도당과 지방을 제대로 처리하지 못한다. 그 결과 인슐린 저항성, 비만, 고지혈증, 고혈압 등 이른바 대사증후군으로 이어진다. 그러나 대사증후군은 단순히 체중 증가나 혈압 상승만을 의미하지 않는다. 이는 전신 염증과 산화 스트레스를 심화시키고, 심장과 간 같은 주요 장기의 기능 저하를 불러와 결국 전신적인 노화를 촉진하는 중요한 원인이 된다.

따라서 미토콘드리아가 건강해야 몸 전체가 건강하다. 에너지 부족, 활성산소 과잉, 대사증후군으로 이어지는 연쇄 반응은 결국 전신의 노화와 질병으로 직결된다. 반대로, 미토콘드리아를 잘 관리하면 세포 하나하나가 활력을 되찾고, 에너지가 넘치며, 노화 속도를 늦추는 삶을 살아갈 수 있다.

이를 위해서는 생활 습관의 변화를 통해 미토콘드리아를 적극적으로 회복시키는 전략이 필요하다. 규칙적인 운동은 그 핵심으로, 특히 고강도 인터벌 운동HIIT, 유산소 운동, 근력 운동은 미토콘드리아의 수를 늘리고 기능을 강화한다. 또한 항산화 성분이 풍부한 과일과 채소, 비타민과 미네랄은 과도한 활성산소를 억제해 세포 손상을 줄인다. 여기에 간헐적 단식이나 식이 제한을 적절히 병행하면 미토콘드리아의 재생이 촉진되어 세포의 전반적인 젊음을 유지할 수 있다.

무엇보다 중요한 것은 이 모든 방법이 거창한 것이 아니라는 점이다. 매일 30분 걷기, 신선한 채소와 과일을 챙겨 먹는 습관, 늦은 밤 간식을 줄이는 것만으로도 미토콘드리아는 회복할 기회를 얻는다. 작은 습관이 쌓여 미토콘드리아의 회복력을 높이고, 몸속의 대사 균형을 되살리며, 결과적으로 삶의 질 전체를 바꾸게 된다.

결국 미토콘드리아 관리는 더 이상 선택이 아니라 필수다. 지금부터라도 운동, 영양, 단식과 같은 생활 습관을 개선해 미토콘드리아를 지키는 것이 곧 노화의 속도를 조절하는 첫걸음이다. 작은 실천이 모여 몸을 건강하게 만들고, 더 활기차고 오래 지속되는 삶을 가능하게 한다.

03

생각과 힘은 미토콘드리아에서 시작된다

우리 몸에서 가장 활발히 움직이고 많은 에너지를 소모하는 기관은 뇌와 근육이다. 이 두 기관이 제대로 기능하기 위해서는 지속적인 에너지 공급이 필요하며, 이를 책임지는 것이 바로 미토콘드리아다. 따라서 미토콘드리아의 건강은 뇌 기능, 근육 지구력, 나아가 전체적인 노화 속도를 결정하는 핵심 요소다.

뇌 에너지 대사와 미토콘드리아의 중요성

뇌는 신체 전체 에너지의 약 20%를 차지할 만큼 많은 에너지를 필요로 한다. 미토콘드리아가 건강하고 효율적으로 작동할 때 뇌세포는 충분한 ATP를 공급받아 집중력과 기억력을 유지할 수 있다. 반대로 미토콘드리아 기능이 저하되면 활성산소가 과잉 생성되어 뇌세포 손상을 일으키고, 알츠하이머병이나 파킨슨병 같은 신경퇴행성 질환의 위험이 높아진다. 결국 미토콘드리아 건강은 곧 뇌의 선명한 사고력과 직결되는 셈이다.

근육 또한 수축과 이완 과정에서 끊임없이 ATP를 소모하기 때문에 미토콘드리아의 기능에 크게 의존한다. 같은 크기의 근육이라도 미토콘드리아 밀도가 높으면 에너지 생산 능력이 뛰어나 피로를 덜 느끼고 오랫동안 활동할 수 있다. 특히 유산소 운동과 고강도 인터벌 훈련HIIT은 새로운 미토콘드리아 생합성을 촉진해 근육의 지구력과 회복력을 향상시킨다.

뇌와 근육의 활력을 지키기 위해서는 생활 습관 관리가 필수적이다. 규칙적인 운동은 미토콘드리아 생성을 촉진하고, 주기적인 간헐적 단식은 손상된 미토콘드리아를 제거하며 새로운 미토콘드리아로 교체하는 과정을 돕는다. 또한 비타민 C와 E, 폴리페놀 등 항산화 영양소는 산화 스트레스를 줄여 미토콘드리아 손상을 완화한다.

즉, 꾸준한 운동, 올바른 식습관, 항산화 영양소 섭취를 통한 생활 습관 관리가 미토콘드리아를 지키는 가장 확실한 전략이다. 미토콘드리아가 튼튼해야 뇌는 맑고 명료한 사고를, 근육은 강력한 힘과 지구력을 유지할 수 있다.

운동 형태	미토콘드리아 효과	결과
유산소 운동	미토콘드리아 수 증가	근지구력 향상
고강도 인터벌 운동 HIIT	미토콘드리아 효율 및 수 증가	근력 및 지구력 극대화

실제로 연구에 따르면, 꾸준히 운동하는 사람들은 좌식 생활을 하는 사람들보다 미토콘드리아 수와 효율이 높아 더 오래 집중력을 유지하고 피로 회복도 빠르다. 이는 마치 자동차 엔진을 정기적으로 관리했을 때 성능이 오래 지속되는 것과 같다. 또한 미토콘드리아는 단순히 에너지를 만드는 기관이 아니라, 세포의 노화와 생존을 결정 짓는 신호를 조절하기 때문에 '세포의 시계'라고 불리기도 한다.

특히 뇌의 경우 미토콘드리아가 손상되면 기억력 저하, 집중력 감소, 심지어 치매와 같은 퇴행성 질환 위험이 높아진다. 근육 역시 미토콘드리아 기능이 떨어지면 쉽게 지치고 근손실이 빨리 진행된다. 반대로 미토콘드리아를 잘 관리하면 나이가 들어도 활력 있는 두뇌와 강인한 체력을 유지할 수 있다.

결국 건강하고 활력 있는 삶은 미토콘드리아 건강에 달려 있다는 사실을 늘 기억해야 한다. 작은 습관 하나가 세포의 엔진을 지키고, 우리의 뇌와 근육을 오랫동안 젊게 유지하는 힘이 된다.

04

노후된 세포를 청소하라
: 미토파지로 젊음을 되찾는 법

우리 몸속 세포는 스스로를 정리하는 내부 청소부를 갖추고 있다. 그것이 바로 앞에서도 설명한 바 있는 자가포식이다. 세포가 손상된 단백질이나 오래된 세포 기관을 스스로 분해하고 재활용하는 과정을 통해, 마치 오래된 부품을 교체하듯 최적의 상태를 유지한다. 이 과정이 꾸준히 일어나야만 세포는 노화에 맞서 싸우며 젊음을 유지할 수 있다.

미토파지 : 미토콘드리아의 선별 교체 시스템

미토파지Mitophagy는 자가포식의 특수한 형태로, 손상된 미토콘드리아만을 선택적으로 제거하고 새로운 미토콘드리아로 교체하는 과정이다. 미토파지가 정상적으로 작동하지 않으면 세포 속에 노후된 미토콘드리아가 쌓여 활성산소를 과도하게 발생시키고, 결국 노화와 질병을 앞당긴다. 반대로 미토파지가 원활하면 세포 에너지 효율이 높아지고, 젊은 세포 환경이 유지된다.

미토콘드리아 교체가 중요한 이유

운동이나 단식을 통해 새로운 미토콘드리아가 만들어진다 하더라도, 낡은 미토콘드리아가 쌓여 있으면 효율은 급격히 떨어진다. 예컨대 자동차 엔진의 일부 부품이 고장난 채 방치된다면, 아무리 새 부품을 추가해도 전체 성능은 개선되지 않는 것과 같다. 따라서 새로운 것을 만드는 것 못지않게 오래된 것을 제거하는 것이 중요하다. 실제로 미토파지가 잘 유지되는 사람은 노화 속도가 현저히 늦어지고, 뇌·심혈관 질환과 같은 연령 관련 질환의 위험도 줄어든다.

미토파지를 촉진하기 위해서는 생활 습관의 관리가 무엇보다 중요하다. 먼저, 간헐적 단식은 일정 시간 공복 상태를 유지함으로써 세포가 스스로 청소 모드로 전환되도록 돕는다. 또 규칙적인 운동은 미토파지를 활성화하는 핵심 요인으로, 유산소 운동과 근력 운동을 균형 있게 병행할 때 그 효과가 더욱 커진다. 여기에 더해 스트레스 관리도 중요하다. 과도한 스트레스는 미토파지를 억제하기 때문에, 명상이나 깊은 호흡, 충분한 휴식을 통해 긴장을 풀어주는 것이 필요하다. 마지막으로 수면은 미토파지가 가장 활발히 일어나는 시기로, 특히 깊은 수면 단계에서 세포 청소 기능이 극대화된다. 따라서 규칙적인 수면 습관을 유지하는 것은 미토파지를 촉진하는 데 있어

빼놓을 수 없는 조건이다.

최근 의학 연구에서는 미토파지를 인위적으로 조절하는 약물이나 식이 성분에 주목하고 있다. 예를 들어, 레스베라트롤, 스퍼미딘, 커큐민 등 일부 천연 물질은 미토파지를 자극하는 효과가 보고되었다. 이러한 연구는 단순히 노화 방지 차원을 넘어, 파킨슨병과 같은 신경퇴행성 질환 치료에도 활용될 가능성을 보여준다.

결국 자가포식과 미토파지는 세포가 스스로를 재정비하는 '내부 청소 시스템'이다. 이를 꾸준히 활성화한다면 손상된 미토콘드리아의 축적을 막고, 세포는 늘 신선한 상태를 유지한다. 짧은 단식, 가벼운 운동, 스트레스 조절, 숙면과 같은 작은 생활 습관이 모여 세포를 젊게 만들고, 우리의 삶을 더 길고 건강하게 지탱한다.

05

활성산소를 잠재우는 항산화 루틴
: 세포를 산화로부터 지키는 전략

　우리 몸이 생명 활동을 위해 에너지를 만들 때, 피할 수 없는 부산물로 활성산소가 생성된다. 적절한 양의 활성산소는 세포 신호 전달에 긍정적인 역할을 하지만, 과도하게 쌓이면 세포와 DNA를 손상시켜 노화와 다양한 질환의 원인이 된다. 따라서 항산화 영양소를 통해 활성산소를 관리하는 것은 노화를 늦추는 가장 중요한 전략이다.

　미토콘드리아에서 에너지를 생성하는 과정에서 발생하는 활성산소는 세포 내에서 강력한 산화 스트레스를 유발한다. 산화 스트레스가 지속되면 세포막과 DNA, 단백질이 손상되며, 만성 염증과 세포 노화가 가속화된다. 장기적으로는 심혈관 질환, 당뇨, 암, 알츠하이머와 같은 신경퇴행성 질환의 위험이 증가한다.

핵심 항산화 영양소와 그 효능

항산화 영양소	주요 기능	풍부한 식품
비타민 C	세포외액에서 활성산소 제거, 면역 강화, 콜라겐 합성 촉진	귤, 딸기, 키위, 브로콜리, 파프리카
비타민 E	세포막 보호, 심혈관 건강 증진	견과류(아몬드, 해바라기씨), 아보카도, 올리브유
폴리페놀	항염·항산화 효과, 만성질환 예방	베리류(블루베리, 아사이베리), 녹차, 적포도주
코엔자임 Q10	미토콘드리아에서 ATP 생성 지원, 심장 건강 향상	육류, 생선, 견과류

항산화 루틴 실천 방법

활성산소 관리를 위해 우리가 일상에서 실천할 수 있는 구체적인 방법들을 소개한다. 균형 잡힌 식단, 생활 습관 개선, 필요 시 보충제 활용을 통해 세포 손상을 막고 전신적인 노화를 예방할 수 있다.

① 균형 잡힌 식단 구성하기

항산화 영양소를 효과적으로 섭취하기 위해서는 다양한 식품을 균형 있게 먹는 것이 중요하다. 매일 다양한 색깔의 채소와 과일, 견과류를 통해 천연 항산화 성분을 충분히 섭취하도록 식단을 구성한다.

② 생활 습관 개선하기

항산화 영양소만으로는 활성산소 관리를 충분히 할 수 없다. 규칙적인 운동과 충분한 수면, 스트레스 관리 같은 기본 요소들이 함께해야 한다. 적절한 강도의 유산소 운동과 근력 운동은 미토콘드리아 기능을 개선하고, 간헐적 단식은 세포 자가포식을 촉진해 손상된 세포를 청소한다. 또한 깊은 수면은 세포 재생과 항산화 작용이 극대화되는 시기이므로 매우 중요하다.

여기에 더해, 찬물 샤워나 뜨거운 사우나 같은 가벼운 온도 자극도 세포 활력을 높이는 좋은 방법이다. 살짝 불편할 정도의 추위와 열은 세포를 깨우는 자극이 되어 미토콘드리아 생성을 촉진하고 기능을 강화한다. 이는 바로 앞서 설명한 호메시스로, 작은 스트레스가 오히려 몸을 강하게 만든다는 의미다. 예를 들어, 아침의 찬물 샤워는 갈색 지방을 활성화하여 에너지 소비와 신진대사를 촉진하고, 사우나는 열충격단백질HSP을 생성해 손상된 세포를 회복시키며 미토콘드리아를 보호한다. 극단적인 방식이 아니라도 10초 정도의 찬물 샤워나 짧은 사우나 경험만으로도 충분히 효과를 얻을 수 있다. 중요한 것은 몸이 무리하지 않도록 조금씩 강도와 시간을 조절하는 것이다.

③ 보충제 현명하게 사용하기

고용량 항산화 보충제를 무조건 섭취하는 것은 오히려 부작용을 일으킬 수 있다. 전문가와 상의하여 개인의 건강 상태와 혈액 검사를 통해 필요한 보충제를 정확히 선택하고, 적정 용량을 유지해야 한다.

항산화 루틴을 구축하고 꾸준히 실천하는 것은 세포 손상을 막고 전신적인 노화를 예방하는 가장 효과적인 전략이다. 비타민 C, E, 폴리페놀, 코엔자임 Q10 등 다양한 항산화 물질을 식품과 필요에 따라 보충제를 통해 적절히 섭취하고, 생활 습관을 건강하게 유지하면 노화 속도를 늦추고 활기차고 건강한 삶을 유지할 수 있다.

미토콘드리아 기능 검사와 개인별 맞춤 관리

사람마다 얼굴이 다르듯 미토콘드리아의 상태 역시 개인마다 크게 차이가 난다. 최근 주목받고 있는 기능의학은 이러한 개별적인 차이를 중시하며, 각자의 미토콘드리아 건강을 상세히 파악해 맞춤형 관리법을 제공한다. 내 몸이 제대로 작동하고 있는지 궁금하다면 미토콘드리아 기능 검사를 통해 세포 에너지 공장의 상태를 정확히 진단할 수 있다. 그렇다면 미토콘드리아 기능 검사란 무엇일까? 이는 다음과 같다.

① **유기산 검사** Organic Acids Test : 소변에서 젖산, 피루브산, 케톤체 같은 대사산물을 측정한다. 이 수치가 비정상적으로 높으면 에너지 생산이 원활하지 않다는 의미다.
② **ATP 및 NAD+ 검사** : ATP 생성 능력이나 NAD+/NADH 비율을 측정해 미토콘드리아 활동성을 직접적으로 평가한다.
③ **영양소 검사** : B비타민군, 마그네슘, 코엔자임 Q10 등의 수치를 확인해 미토콘드리아 효소 활동에 필요한 영양소 결핍을 파악한다.

맞춤 전략으로 세포 에너지 되찾기

검사 결과에 따라 개인 맞춤형 관리 전략이 수립된다. 이는 단순히 증상을 개선하는 데 그치지 않고, 미토콘드리아 기능을 근본적으로 향상시켜 건강 회복과 노화 방지를 목표로 한다. 부족한 영양소를 보충해 효율성을 높이는 맞춤 영양 보충제, 대사 특성에 따라 조정되는 식단 개선(저탄수화물·고지방 식단이나 간헐적 단식 등), 그리고 운동·수면·스트레스 관리까지 포함한 생활 습관 최적화 전략이 모두 이에 해당한다.

누구에게나 같은 옷이 어울리지 않듯, 건강 관리법 또한 모두에게 동일하게 효과적일 수는 없다. 기능의학은 개인별 미토콘드리아 특성과 현재의 건강 상태를 세밀하게 평가해 가장 적합한 해결책을 제시한다. 덕분에 단순히 "몸이 피곤하다"는 막연한 상태에서 벗어나, 어떤 영양소가 부족하고 어떤 생활 습관을 교정해야 하는지 구체적이고 확실한 방향성을 알 수 있다.

이제는 모호한 건강 관리가 아니라, 미토콘드리아 기능 검사를 통해 내 몸의 발전소를 정확히 확인하고 맞춤 전략을 실행함으로써 활력과 젊음을 되찾는 것이 진정한 건강 관리의 첫걸음이다.

06

고강도 인터벌 운동
: 단 10분으로 세포를 젊게 만드는 법

　항산화 루틴으로 세포를 보호하는 것과 더불어, 세포 자체의 활력을 끌어올리는 방법도 필요하다. 우리 몸 안의 에너지 공장, 미토콘드리아는 운동에 매우 민감하게 반응한다. 특히 최근 큰 관심을 받는 고강도 인터벌 운동HIIT은 짧고 강력한 운동 자극을 통해 미토콘드리아의 수와 성능을 눈에 띄게 향상시킬 수 있는 최적의 방법으로 주목받고 있다. 미토콘드리아가 늘어나면 우리 몸의 전반적인 활력과 회복력이 높아지고, 노화가 늦춰지는 효과를 얻을 수 있다.

　고강도 인터벌 트레이닝HIIT은 격렬한 운동과 덜 격렬한 운동 또는 완전 휴식을 번갈아 하는 형태의 운동이다. 타바타TABATA, EMOM, AMRAP 등 다양한 방식으로 프로그램할 수 있다.

① 타바타 TABATA

타바타Tabata는 일본의 이즈미 타바타 박사가 고안했으며, 명칭 또한 이 이름에서 유래했다. 20초 동안 운동하고 10초 동안 휴식하는 것을 1라운드로 하여 정해진 횟수만큼 반복하는 방식이다.

예를 들어, 윗몸일으키기·팔굽혀펴기·맨몸 스쿼트를 20초 운동/10초 휴식으로 8회 반복하면 총 4분간의 운동이 된다. 동작을 순차적으로 이어서 구성할 수도 있으며, 짧은 휴식 덕분에 매우 높은 강도로 운동할 수 있다.

② EMOM

EMOM은 'Every Minute On the Minute'의 약자로, 매분마다 정해진 운동 횟수를 실시하고 남은 시간은 휴식하는 방식이다. 예를 들어, 1분 안에 맨몸 스쿼트 20회를 완료하면 남은 시간 동안 쉴 수 있다.

> **20분 EMOM 동작 예시**
> − 20회 맨몸 스쿼트
> − 10회 팔굽혀펴기
> − 20회 워킹 런지
> − 100미터 달리기

각 동작을 1분 단위로 수행하며, 남은 시간은 휴식으로 채운다. 이렇게 4가지 동작을 순환하여 총 20분 동안 진행한다.

③ AMRAP

AMRAP은 'As Many Reps/Rounds As Possible'의 약자로, 주어진 시간 안에 최대한 많은 횟수나 라운드를 수행하는 방식이다. 예를 들어, 20분 동안 팔굽혀펴기·윗몸일으키기·스쿼트·200미터 달리기를 반복하며 가능한 한 많이 실시한다. 다만 시간이 길어지기 때문에, HIIT에 맞게 중간 휴식을 넣어 강도를 조절하기도 한다.

> **3분 AMRAP × 3라운드 예시**
> - 10회 팔굽혀펴기
> - 10회 윗몸일으키기
> - 10회 맨몸 스쿼트
> - 200미터 달리기

각 라운드에서 3분 동안 최대한 많은 횟수와 라운드를 수행하고, 이후 3분 동안 회복한다. 이 과정을 반복하며 짧고 강렬한 자극을 준다.

미토콘드리아가 운동으로 증식되는 원리

고강도 인터벌 운동HIIT이 미토콘드리아 증식에 특히 효과적인 이유는 세포 내 신호 체계의 강력한 활성화에 있다. 운동을 하면 근육 세포 안에서 AMPK AMP-activated protein kinase, PGC-1α와 같은 신호 분자가 활성화되는데, 이들은 세포에 "에너지가 부족하다"는 메시지를 전달해 새로운 미토콘드리아 생성을 촉진하고 기존의 기능을 강화하도록 유도한다.

인터벌 운동은 앞서 설명했듯이 짧은 시간 동안 최대 강도로 운동하고 짧게 쉬기를 반복하는 방식이다. 예를 들어 20~30초 전력 질주 후 가벼운 걷기를 이어가는 형태인 것이다.

이 과정에서 근육과 심장은 급격한 에너지 생산을 요구받으며, 동시에 미토콘드리아 합성이 강하게 자극된다. 또한 이런 고강도 운동은 적당한 스트레스를 세포에 주어 미토콘드리아가 더 효율적으로 에너지를 생산하도록 훈련시키며, 항산화 및 항염증 능력까지 강화한다. 그 결과 일반적인 유산소 운동보다 미토콘드리아 증식을 더욱 효과적으로 촉진할 뿐 아니라, 근육과 심폐 기능을 동시에 강화해 전신의 에너지 효율을 극대화한다. 이는 곧 건강 증진과 노화 방지에 탁월한 효과로 이어진다.

천천히, 그러나 꾸준히 : 고강도 인터벌 운동 시작 가이드

고강도 인터벌 운동은 강도가 높은 운동 방식이므로 처음부터 무리하면 부상의 위험이 크다. 따라서 운동 초보자는 걷기나 가벼운 조깅으로 기본 체력을 먼저 쌓은 뒤 점진적으로 강도를 높이는 것이 안전하다. 주 1~2회로 시작해 몸의 반응을 살펴보며 서서히 빈도를 늘려가는 접근이 필요하다. 또한 고강도 운동 후에는 충분한 회복과 영양 관리가 필수인데, 단백질과 항산화 물질이 풍부한 음식을 섭취하고 숙면을 취하면 근육과 미토콘드리아의 회복과 재생을 촉진할 수 있다.

무엇보다 오버트레이닝을 피하는 것이 중요하다. 운동 효과를 극대화하려면 고강도 인터벌 운동 후 최소 48시간의 회복 시간을 두어야 하며, 이를 통해 피로와 활성산소의 과도한 축적을 방지할 수 있다.

고강도 인터벌 운동은 짧은 시간에 강력한 자극을 통해 미토콘드리아를 증식시키고, 에너지 생산 능력을 극대화하는 매우 효과적인 운동 방식이다. 특히 바쁜 현대인에게는 짧은 시간 투자로 큰 효과를 얻을 수 있는 최적의 운동법이다. 지금부터 꾸준히 실천해 미토콘드리아를 늘리고 건강한 노화를 준비하는 것이 바람직하다.

영양과 미토콘드리아의 최적화 식단
: 잘 먹어야 세포를 살린다

우리 몸의 작은 에너지 공장, 미토콘드리아가 얼마나 효율적으로 작동하느냐는 우리가 섭취하는 음식에 크게 좌우된다. 올바른 영양 전략은 미토콘드리아의 에너지 생산 능력을 높이고, 활성산소를 줄여 노화를 효과적으로 방지할 수 있다. 특히 케톤식(저탄고지), 간헐적 단식, 건강한 지방 섭취는 미토콘드리아 기능을 최적화하는 핵심 요소다.

케톤식(저탄고지): 지방으로부터 효율적인 에너지 생산

케톤식은 탄수화물 섭취를 최소화하고 지방과 적당량의 단백질 위주로 구성된 식단이다. 이렇게 하면 몸은 포도당 대신 지방을 분해해 '케톤체'를 만들어 주요 에너지원으로 사용한다.

케톤체는 미토콘드리아에서 매우 효율적으로 ATP로 전환되며, 포도당과 달리 급격한 혈당 상승과 인슐린 분비를 억제해 활성산소 발생과 염증을 줄인다. 그러나 극단적인 케톤식은 영양 불균형을 초래할 수 있으므로, 고품질의 지방과 적정 단백질을 유지하는 균형 잡힌 저탄수화물 접근법이 필요하다.

간헐적 단식 : 자가포식과 미토콘드리아 재생 촉진

간헐적 단식은 하루 중 일정 시간 음식을 먹지 않고 공복 상태를 유지하는 방법이다. 공복 시간이 길어지면 몸은 에너지 부족 신호를 받아 세포 청소 시스템인 자가포식을 활성화한다.

자가포식은 오래되고 손상된 미토콘드리아를 제거하고 새로운 미토콘드리아가 생성되도록 돕는다. 이 과정에서 ATP 생산 능력이 높아지고 활성산소가 효과적으로 관리되어 노화가 지연된다.

간헐적 단식 방법	방식 설명	효과
16:8 방식	하루 16시간 금식, 8시간 식사	자가포식 촉진, 인슐린 저항성 개선
5:2 방식	일주일에 2일 저열량 섭취, 나머지 정상 식사	미토콘드리아 기능 향상, 염증 감소

건강한 지방 섭취 : 미토콘드리아를 위한 최적의 연료

모든 지방이 미토콘드리아에 이로운 것은 아니다. 오메가-3 지방산과 단일불포화지방이 풍부한 연어, 견과류, 올리브유, 아보카도 등은 ATP 생성 효율을 높이고 활성산소 생성을 줄여 미토콘드리아 건강에 가장 이상적인 연료가 된다. 이들 지방은 항염증 작용과 심혈관 보호 효과까지 갖추고 있어, 전신 건강과 뇌·근육 기능 유지에 핵심적인 역할을 한다. 반대로 트랜스지방이나 가공식품에 많은 정제유, 과도한 오메가-6 지방산은 염증과 산화 스트레스를 촉진해 오히려 미토콘드리아를 손상시킨다.

따라서 식단을 설계할 때는 단순히 열량 조절에 그치지 않고, 어떤 지방을 선택하느냐가 관건이다. 저탄수화물 중심의 균형 잡힌 식단을 기본으로, 오메가-3가 풍부한 생선이나 견과류, 올리브유 등을 꾸준히 섭취하는 것이 바람직하다. 여기에 16:8, 5:2와 같은 간헐적 단식을 병행하면 손상된 미토콘드리아의 제거와 새로운 미토콘드리아 생성을 촉진할 수 있다.

결국 미토콘드리아 영양 전략은 단순한 다이어트가 아니라 세포 차원의 건강 관리다. 건강한 지방 섭취와 올바른 식습관, 전략적인 간헐적 단식을 통해 미토콘드리아의 에너지 효율을 높이고 활성산소 생성을 줄인다면, 노화를 늦추고 더 오랫동안 활력을 유지할 수 있다.

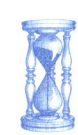

8장

마이오카인
: 근육이 보내는 젊음의 신호

01
노화를 늦추는
가장 강력한 조직, 근육

02
최고의 면역제 근육
: 혈당, 염증, 면역을 다스리는 힘

03
유산소 · 무산소 · 인터벌 트레이닝
: 젊음을 부르는 세 가지 전략

04
중년의 생존 운동법
: 매일 30분이 당신을 살린다

05
근육을 위한 최적 영양 설계
: 단백질부터 비타민까지 완전 무장

06
운동보다 중요한 회복
: 성장호르몬과 자가포식의 황금 시간

07
마음도 젊어진다
: 마이오카인 · 엔도르핀 · 세로토닌 삼총사

①

노화를 늦추는
가장 강력한 조직, 근육

　근육은 단순한 운동 기관을 넘어 우리 몸 전체의 건강과 노화에 깊이 관여하는 핵심 조직이다. 놀랍게도 근육은 스스로 호르몬과 유사한 물질을 만들어 전신에 분비하는 '내분비기관'이기도 하다. 이 물질의 이름이 바로 '마이오카인'이다.

　마이오키인은 운동 시 근육에서 분비되어 염증을 줄이고 대사를 개선하는 강력한 항노화 인자로 작용한다. 근육이 충분히 유지되면 마이오카인이 꾸준히 분비되어 몸을 보호하지만, 근감소증이 오면 분비가 줄어들어 급격한 노화로 이어질 수 있다.

　근육량이 감소하면 단순히 마이오카인만 줄어드는 것이 아니다. 기초대사량이 떨어져 쉽게 체중이 증가하고, 지방이 축적되면서 염증 물질이 늘어나 만성 염증 상태에 빠진다. 이러한 만성 염증은 '염증노화Inflammaging'라 불리며, 심혈관 질환·당뇨병·관절염·인지 저하 등 다양한 노화 관련 질병의 주요 원인이 된다.

또한 근육이 줄어들면 지방 조직이 증가해 인슐린 저항성이 악화되고, 혈당이 쉽게 높아져 대사 질환의 위험도 커진다. 실제로 근감소증이 있는 사람은 제2형 당뇨병과 심혈관 질환 발생률이 정상인보다 약 2배 높게 나타난다.

일상에서도 이런 변화를 쉽게 체감할 수 있다. 근육이 부족하면 계단을 오르거나 짧은 산책조차 힘들어지고, 피로감과 무기력에 빠져 점점 더 움직이지 않게 된다. 활동량이 줄수록 근육은 더 빠르게 감소하고, 결국 노화가 가속되는 악순환에 빠지기 쉽다.

반대로 적절한 근육량을 유지하면 인체의 항상성은 안정적으로 유지된다. 근육은 혈당을 소모하고 인슐린 민감성을 유지하는 핵심 기관이므로, 충분한 근육은 당뇨병 예방에 유리하다. 또한 근육에서 분비되는 마이오카인은 혈관 건강에도 긍정적인 영향을 미쳐 고혈압이나 심혈관 질환 위험을 낮추는 데 도움을 준다.

실제로 일본에서 진행된 연구에 따르면, 65세 이상 노인을 대상으로 6개월간 근력 운동 프로그램을 실시했을 때 참여자들의 근육량이 증가했을 뿐 아니라 혈당·혈압·염증 수치가 전반적으로 개선되었고, 우울증 증상까지 완화되는 결과가 나타났다. 이는 우리나라 사례를 봐도 명확히 알 수 있다.

근력 운동으로 삶이 달라진 사람들 실제 사례
67세 김 씨 : 3개월 근력 운동 후 혈당 수치 정상화, 약 복용 중단
71세 이 씨 : 근력 운동으로 근육량 증가, 만성 피로와 우울증 개선

운동할 때 분비되는 마법물질, 마이오카인의 정체

마이오카인은 '근육muscle'과 '사이토카인cytokine'의 합성어로, 운동할 때 근육이 수축하면서 분비된다. 원래 사이토카인이라는 물질은 염증을 일으키는 것으로 알려져 있지만, 근육에서 나오는 마이오카인은 오히려 염증을 가라앉히고 노화를 늦추는 항염 인자로 작용한다. 덕분에 학자들은 마이오카인을 '운동이 주는 가장 강력한 항노화 신호'라고 부른다.

대표적인 마이오카인인 IL-6는 그 효과가 특히 두드러진다. 우리가 운동을 하면 혈액 속 IL-6 수치가 평소보다 수십 배까지 증가하는데, 이 신호가 췌장에는 "인슐린을 더 내보내라", 지방세포에는 "쓸모없는 기름을 태워라", 간에는 "필요한 에너지를 만들어라"라고 명령을 보낸다. 몸속 여러 기관이 지휘자의 지휘를 따라 오케스트라처럼 일사불란하게 움직이는 셈이다. 그 결과 혈당은 안정되고, 체지방은 줄어들며, 근육은 더 강해진다.

최근 주목받는 또 다른 마이오카인이 아이리신Irisin이다. 2012년 『네이처』에 처음 보고된 이 물질은 운동할 때 근육에서 생성되어 혈액을 타고 지방 조직으로 이동한다. 아이리신은 흔히 에너지 저장

용인 '하얀 지방'을 에너지 소모·열 발생용인 '갈색 지방'으로 바꾸도록 신호를 보낸다. 갈색 지방은 몸의 체온을 유지하면서 에너지를 태워 다이어트를 돕는, 이로운 지방이다. 즉, 아이리신은 몸속 지방의 성질을 바꿔 우리를 '살이 잘 타는 체질'로 만들어주는 열쇠라 할 수 있다.

그렇다고 운동을 많이 한다고 무조건 좋은 것은 아니다. 과도한 운동은 피로 물질인 젖산을 쌓이게 하는데, 이 젖산이 암세포의 성장에 악영향을 줄 수 있다는 연구 결과도 있기 때문이다. 따라서 운동은 언제나 적정 강도와 충분한 회복이 필요하다.

그렇다면 얼마만큼의 운동이 좋을까? 연구에 따르면 하루 8천 보만 걸어도 10년 내 사망 위험이 절반으로 줄고, 1만2천 보를 걸으면 65%까지 낮아진다고 한다. 무리한 운동 대신, 걷기를 기본으로 하고 주 2~3회 1시간 이내의 근력 운동을 곁들이는 것이 가장 이상적이다. 매일 조금씩 걷고, 엘리베이터 대신 계단을 이용하는 작은 습관만으로도 충분하다.

결국 근육은 단순히 움직임을 만드는 조직이 아니다. 근육은 혈관을 타고 전신으로 신호를 보내며, 염증을 낮추고, 대사를 개선하고, 지방을 태우며, 심지어 뇌와 심장을 보호한다. 운동할 때 근육에서 분비되는 마이오카인은 우리 몸을 지키는 최고의 항노화 파수꾼이다.

마이오카인 : 건강과 노화를 좌우하는 작은 힘

운동 부족으로 근육이 줄어드는 것은 현대인의 만성 피로와 각종 성인병의 중요한 원인 중 하나다. 반대로 운동을 하면 근육에서 분비되는 마이오카인이 다음과 같은 효과를 발휘한다.

- 염증 물질인 CRP와 TNF-α 수치를 낮춘다.
- 인슐린 감수성을 높여 혈당을 안정화한다.
- 뇌 기능과 기분을 개선해 스트레스를 완화한다.

이러한 효과 덕분에 규칙적으로 운동하는 사람은 노화 속도가 현저히 느려지고, 전반적인 건강 지표도 우수하다. 마이오카인은 단순히 근육의 건강만 관리하는 것이 아니라, 신체 각 기관과 긴밀히 연결되어 전신적인 항노화 효과를 발휘한다.

우선 첫 번째로 뇌에서 운동 후 상쾌한 기분과 인지력 향상이 나타나는데, 이는 마이오카인의 뇌 보호 작용 덕분이다. 마이오카인은 뇌 속 염증을 줄이고, 인지 기능을 지켜줌으로써 정신적 안정과 집중력을 높여준다.

둘째, 마이오카인의 전신 염증 완화 효과 덕분에 장 환경이 개선된다. 장내 미생물 균형이 회복되면 면역력이 강화되고, 이는 다시 전신의 노화를 늦추는 선순환으로 이어진다.

셋째, 호르몬 균형에서도 마이오카인의 역할은 크다. 인슐린의 작용을 원활하게 만들어 혈당을 안정화하고, 동시에 수면의 질을 개선해 멜라토닌 분비를 돕는다. 이로써 하루의 호르몬 리듬이 건강하게 유지되어 전반적인 항노화 효과가 극대화된다.

실제 연구 결과를 보면 마이오카인의 중요성을 더욱 쉽게 이해할 수 있다. 예를 들어, 60세 이상 성인을 대상으로 한 연구에서는 12주간 규칙적으로 근력 운동을 실시한 뒤 혈액 내 항염증성 마이오카인 수치가 높아지고 전신 염증이 현저히 감소한 것으로 나타났다. 또 다른 연구에서는 30~40대 직장인이 하루 20분씩 주 3회 근력 운동을 꾸준히 했을 때 스트레스 수치와 피로감이 줄고 인슐린 감수성이 향상되는 효과가 확인되었다.

근육량에 따른 마이오카인 효과

근육량 상태	마이오카인 분비량	전신 건강 효과
충분한 근육량 유지	매우 높음	염증 감소, 대사 개선, 노화 지연
근육 감소 상태(근감소증)	매우 낮음	염증 증가, 대사 악화, 노화 촉진

결국 근육을 단순한 운동기관으로만 보지 말고, 전신 건강을 책임지는 '항노화의 공장'으로 인식할 필요가 있다. 운동을 통해 마이오카인 분비를 촉진하면 만성 염증이 줄고, 대사가 활성화되며, 노화의 시계를 되돌릴 수 있다. 꾸준히 운동하며 근육을 관리하는 작은 습관이 모이면 마이오카인의 힘으로 건강하고 젊은 삶을 유지할 수 있다. 마이오카인의 비밀을 알게 된 이상, 오늘부터 근육 건강을 관리하는 새로운 습관을 시작해보기 바란다.

최고의 면역제 근육
: 혈당, 염증, 면역을 다스리는 힘

우리 몸에서 가장 많은 혈당을 소비하는 조직은 근육이다. 우리가 먹은 음식의 포도당은 근육이 활발히 움직일 때 가장 빠르게 처리된다. 근육이 튼튼하고 많을수록 혈액 속 당을 효율적으로 사용해 혈당 수치를 안정적으로 유지한다. 이 덕분에 인슐린이 과다하게 분비되지 않아도 혈당 조절이 원활해지며, 당뇨병이나 대사증후군 같은 대사성 질환의 위험이 크게 줄어든다.

반대로 근육량이 감소하면 혈당을 적절히 처리할 능력을 잃게 된다. 특히 나이가 들수록 복부 지방이 늘어나는데, 근육까지 감소한 상태를 '근감소성 비만'이라고 한다. 이 상태에서는 혈당이 쉽게 급등해 혈관과 신경을 손상시키며, 빠른 노화를 부르는 확실한 길이 된다. 근육이 많을수록 혈당을 잡아먹는 '에너지 저장고'가 늘어난다.

염증노화를 잠재우는 근육의 항염 메커니즘

나이가 들수록 우리 몸은 염증노화 상태에 노출된다. 이는 크고 작은 염증이 끊임없이 발생해 조직을 서서히 손상시키는 현상으로, 근육이 부족할수록 그 불길은 더 거세진다. 특히 내장지방이 늘어나면 염증성 사이토카인이 폭발적으로 증가해 심혈관질환, 당뇨, 치매 등 노화성 질환의 진행을 촉진한다.

그러나 규칙적인 운동으로 근육을 활성화하면 상황이 달라진다. 운동 시 분비되는 항염증성 마이오카인은 염증 억제 세포의 활성을 높여 염증 반응을 진정시키고, 혈액순환을 개선해 조직 손상을 완화한다. 대표적으로 IL-6는 운동 직후 혈액 내 농도가 최대 100배까지 증가했다가 빠르게 정상으로 돌아오며 강력한 항염 작용을 한다. 이 과정에서 신진대사와 면역 기능이 조절되어 노화, 심혈관질환, 암의 진행을 늦추는 효과가 나타난다.

연구에 따르면 꾸준히 운동하는 사람은 CRP 같은 염증 지표가 낮게 유지되며, 근육량이 많은 사람일수록 만성 염증의 위험에서 한층 자유롭다. 결국 근육은 단순한 조직이 아니라, 몸속 염증을 진화하는 소방관이자 노화의 불길을 막는 방화벽이라 할 수 있다.

마이오카인, 전신 면역력을 키우는 숨은 방패

마이오카인은 단순히 근육에서 나오는 부산물이 아니라, 전신의 면역 체계를 조절하는 중요한 신호 물질이다. 마이오카인이 풍부하면 IL-6, TNF-α와 같은 염증 유발 물질을 억제해 만성 염증으로부터 몸을 보호한다. 그 결과 감기나 독감 같은 감염성 질환의 회복이 빨라지고, 합병증 위험도 줄어든다. 실제로 근육량이 충분한 사람은 질병에 걸려도 더 빨리 회복하고, 같은 질환을 앓더라도 예후가 양호하다.

또한 마이오카인은 제2형 당뇨병, 심혈관질환, 대장암, 치매, 우울증 같은 만성 질환의 예방에도 기여한다. 운동 중 근육이 수축할 때 분비되는 IL-4, IL-6, IL-7, IL-8, IL-15 등 다양한 마이오카인은 근육 성장, 세포 생성, 혈관 생성에 관여하며 전신 건강을 지탱한다. 예를 들어 IL-15는 근력 운동 시 근육 성장에 직접 관여하고, IL-7과 IL-8은 새로운 혈관 생성을 촉진한다. 즉, 근육은 단순히 몸을 움직이는 기관이 아니라, 온몸의 면역력을 지켜주는 든든한 방패인 셈이다.

근육은 전신 건강과 젊음 유지의 중심축이다

2017년 세계보건기구WHO는 '근감소증'이라고도 불리는 '사코페니아sarcopenia'를 공식 질병으로 인정했다. 근감소증은 노년기에 급격히 증가하며, 60대 이상 발병률은 10~28%, 80대 이후는 여성 40%, 남성 50%까지 오른다. 이를 예방하려면 하체 근육 단련이 특히 중요하다. 우리 몸 근육의 70%가 하체에 몰려 있기 때문이다.

종아리와 허벅지 근육 강화는 노화 예방의 기초다. 근육이 튼튼하면 인슐린이 안정되어 대사질환 위험이 낮아지고, 면역력이 높아져 질병과 염증으로부터 몸을 보호한다. 또 전신 염증이 억제되어 만성적인 건강 문제를 예방한다.

최근 연구에서는 근육량이 많은 사람이 심혈관질환 발생률이 낮고, 인지기능이 오래 유지되며, 독립적인 일상생활 능력이 높다고 밝혔다. 중년 이후에도 활기차고 독립적인 삶을 살기 위해서는 체중 감량보다 근육량 유지에 집중해야 한다.

나는 지금 얼마나 근육을 가지고 있을까?

근육이 줄어들면 몸은 곧바로 신호를 보낸다. 자세가 무너지거나, 일상적인 동작이 힘들어지거나, 혈당 조절이 잘 안 되는 등 눈에 보이는 변화가 생긴다. 특히 하체 근육과 코어 근육은 우리 몸을 지탱하는 기둥이기 때문에, 이 부위가 약해지면 다양한 증상이 빠르게 나타난다. 지금부터 근육 감소가 불러오는 대표적인 신체 신호들을 살펴보자.

① 거북목 증후군

코어 근육이 무너지면 가장 먼저 '거북목 증후군forward head posture'이 나타난다. 코어 근육은 복부, 허리, 옆구리에 위치한 중심 근육으로, 우리 몸을 꼿꼿하게 세우는 역할을 한다. 최근 들어 요통이 잦아지거나 자세가 앞으로 굽는 느낌이 든다면 코어 근육 약화를 의심해야 한다.

무의식적으로 서 있을 때 어깨와 머리가 앞으로 기울어져 있다면 거북목 증후군일 가능성이 높다. 키가 갑자기 0.5cm 정도 줄었다면 코어 근육 상실이나 약화를 의심할 수 있다. 거북목 증후군은 단순히 외형 문제에 그치지 않고 어깨 통증, 두통, 목디스크로 이어질 수 있다.

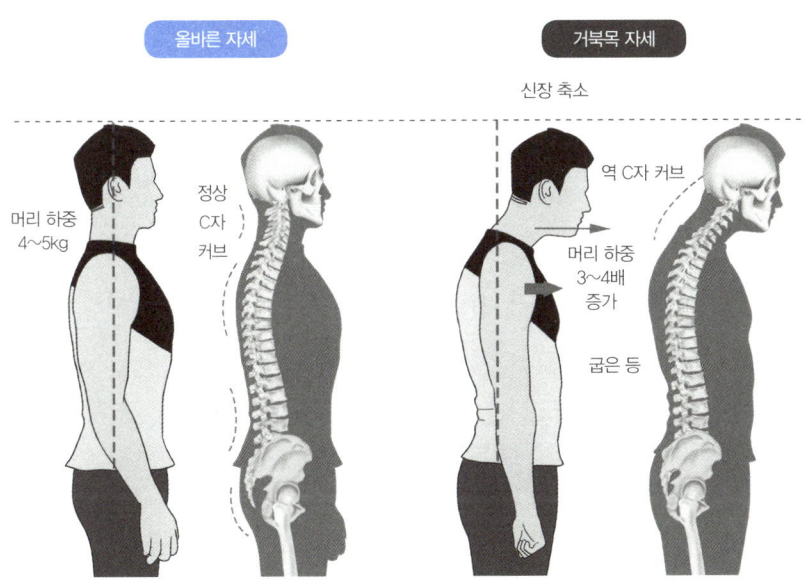

② 허벅지 근육 감소

허벅지는 몸을 지탱하는 가장 큰 근육이자 대사 건강의 바로미터다. 체중이 그대로인데 바지가 헐렁해졌다면 근육 감소를 의심해야 한다. 특히 중년 여성에게 흔하며, 다이어트를 하지 않았는데도 허벅지가 가늘어진다면 몸 전체 근육량이 줄어드는 신호다.

허벅지는 온몸 근육의 3분의 2 이상이 몰려 있고, 섭취한 포도당의 약 70%를 소모한다. 연세대 보건대학원 연구에 따르면 허벅지 둘레가 1cm 줄 때마다 당뇨병 위험은 남성 8.3%, 여성 9.6%씩 증가한다.

또한 허벅지는 무릎 관절 건강에 결정적이다. 근육이 약하면 퇴행성 관절염 위험이 커지고, 이미 관절염 환자도 근육을 강화하면 통증이 줄어든다.

③ 종아리 근육 약화

종아리는 흔히 '제2의 심장'이라 불린다. 우리 몸의 혈액은 중력 때문에 하체에 몰리는데, 종아리 근육이 수축하며 이를 심장으로 되돌려 보내는 펌프 역할을 한다. 종아리 근육이 약해지면 혈류가 정체되고, 심장에 과부하가 걸려 심부전, 협심증, 고혈압으로 이어질 수 있다.

실제로 근감소증 환자의 80% 이상은 종아리 둘레가 32cm 미만이었다. 키나 성별과 관계없이 65세 이상에서 32cm 이하라면 근감소증을 의심해야 한다.

④ 일상 속 작은 변화

근육 감소는 병원 검사가 아니어도 일상에서 확인할 수 있다. 갑자기 키가 0.5cm 줄거나, 예전보다 통조림 뚜껑을 따기 힘들어졌다면 코어·상지 근육이 줄어든 신호다. 소파에 앉았을 때 다리가 저절로 벌어지는 '쩍벌 자세'가 나타난다면 허벅지 안쪽 내전근 약화로 골반 안정성이 무너진 것이다.

악력 역시 중요한 지표다. 성인 남성의 평균은 약 50kg, 여성은

25~30kg 수준이다. 이보다 낮다면 근육량 감소를 의심할 수 있다. 악력은 근육 건강뿐 아니라 노화 예측 지표이기도 하다.

03

유산소·무산소·인터벌 트레이닝
: 젊음을 부르는 세 가지 전략

운동을 제대로 하면 항노화 물질인 마이오카인이 분비된다는 사실을 알게 된 사람들은 한 가지 고민에 빠진다. 노화를 늦추기 위해 유산소 운동을 할 것인가, 아니면 무산소 운동을 할 것인가가 바로 그것이다. 하지만 어떤 운동을 하느냐는 그리 중요하지 않다. 유산소 운동과 무산소 운동 모두 결국 근육을 움직이기 때문에 몸에 긍정적인 영향을 주고, 마이오카인이 활발히 분비되기 때문이다.

여기서 중요한 것은 운동의 '종류' 자체가 아니라, 어떻게 운동을 설계하고 실천하느냐에 있다. 균형 잡힌 운동 전략을 통해서만 마이오카인이 극대화되고, 노화를 늦추는 효과가 분명히 나타나기 때문이다. 그래서 최근에는 무산소 운동과 유산소 운동에 인터벌 트레이닝이 더해지면서 노화를 늦추는 운동 전략이 더욱 완성되었다.

① 유산소 운동, 심장을 지키는 첫걸음

빠르게 걷기, 조깅, 수영, 자전거 타기와 같은 유산소 운동은 심장과 폐를 강화하고 혈관을 건강하게 유지하는 핵심이다. 지방을 태워 체지방을 줄이고 혈당을 안정시켜 인슐린 효율을 높이며, 하루 30분 이상 꾸준히 실천할 때 근육 염증이 낮아지고 마이오카인 분비가 촉진된다. 이는 곧 젊음을 지키는 가장 기본적인 전략이다.

② 무산소 운동, 근육을 키워 젊음을 되찾는 비결

스쿼트, 푸시업, 웨이트 트레이닝 같은 무산소 운동은 짧고 강한 자극으로 근육을 단련한다. 운동 직후 근육에 미세 손상이 생기지만, 회복 과정에서 더 크고 강한 근육으로 재생되며 마이오카인이 폭발적으로 분비된다. 이렇게 늘어난 근육은 기초대사량을 높이고 항염 효과를 강화해 노화를 억제한다. 주 2~3회, 충분한 회복과 함께 꾸준히 이어가는 것이 이상적이다.

③ 인터벌 트레이닝, 시간 없는 현대인을 위한 최고의 전략

최근 각광받는 방식은 인터벌 트레이닝HIIT이다. 고강도의 짧은 운동과 저강도의 회복 운동을 번갈아 하는 방식으로, 예컨대 30초 전력 질주 후 1분 걷기를 반복하는 식이다. 짧은 시간에 유산소와 무산소의 장점을 동시에 얻을 수 있으며, 마이오카인 분비가 크게 증가한다. 바쁜 현대인에게 가장 효율적인 선택이다.

근육을 지키는 생활 속 3가지 원칙

운동을 효과적으로 하기 위해서는 단순히 운동 종류를 나열하는 것에서 끝나선 안 된다. 계획적이고 생활화된 접근이 필요하다.

> **근력·유산소 운동 병행** : 근력 운동을 주 2~3회, 걷기나 자전거 타기 같은 유산소 운동을 주 3~4회 병행해야 한다.
> **운동 후 회복과 영양** : 근육은 회복기에 자란다. 운동 직후 단백질(체중 1kg당 1~1.2g)을 섭취하고 숙면을 취해야 마이오카인 분비가 지속된다.
> **하루 중 자주 움직이기** : 장시간 앉아 있는 대신 자주 일어나 스트레칭하고, 엘리베이터 대신 계단을 이용하는 작은 습관이 마이오카인 분비를 이어간다.

결국 젊음을 지키는 길은 유산소·무산소·인터벌 중 어느 하나를 고르는 것이 아니다. 이 세 가지를 균형 있게 조합하고, 회복과 영양, 생활 습관까지 아우르는 체계적인 운동 설계가 필요하다. 이렇게 해야만 마이오카인을 최대한 끌어내고, 노화를 늦추는 가장 확실한 결과를 얻을 수 있다.

하루 15분이 몸을 바꾼다 : 지속가능한 건강 습관의 기술

사람들은 흔히 운동이라고 하면 헬스장에 등록하고, 비싼 운동기구를 사거나 많은 시간을 투자해야 한다고 생각한다. 그러나 현실적으로 시간과 체력이 한정된 이들에게 장시간의 운동은 오히려 스트레스가 될 수 있다. 중요한 것은 '얼마나 오래 하느냐'가 아니라, '매일 꾸준히 몸을 움직이는 습관'을 갖는 것이다. 하루 15분, 짧지만 규칙적인 운동은 우리 몸에 마법 같은 변화를 가져온다.

여기서 소개할 '하루 15분 전신 운동법'은 운동 초보자도 부담 없이 할 수 있으며, 전신 근육을 골고루 자극해 노화를 막고 마이오카인을 활성화시키는 최고의 습관이다.

첫째, 운동의 핵심은 '균형 잡힌 전신 자극'이다. 가슴, 등, 복부, 하체 등 주요 근육을 모두 자극하면 근육 성장뿐 아니라 전신에서 마이오카인이 골고루 분비된다. 마이오카인은 근육에서 분비되는 물질로, 염증을 낮추고 인슐린 감수성을 높여 노화 속도를 늦춘다.

둘째, 짧은 시간 안에 집중적으로 운동해야 한다. 한 동작에 지나치게 오랜 시간을 투자할 필요 없이, 10~15회씩 2세트를 진행하되 휴식은 20~30초로 제한하는 방식을 추천한다. 휴식을 짧게 하면 심박수가 자연스럽게 올라 유산소 운동 효과까지 얻을 수 있다.

셋째, 무리하지 않고 '점진적 과부하'를 실천해야 한다. 처음부터 어려운 동작이나 무리한 횟수를 시도하지 말고, 쉬운 동작부터 천천히 몸을 적응시키는 것이 중요하다. 이 과정에서 쌓이는 작은 성공 경험은 운동을 지속하는 데 큰 동기가 된다.

> **하루 15분 전신 운동 루틴**
>
> **1. 워밍업(2분)**
> 제자리 걷기 (1분): 무릎을 가볍게 들어 올리며 제자리에서 걷는다. 어깨와 팔을 자연스럽게 움직여 온몸의 혈액순환을 촉진한다.
> 전신 스트레칭 (1분): 어깨 돌리기, 목 돌리기, 허리 돌리기로 관절과 근육을 부드럽게 이완한다.
>
> **2. 본 운동(12분)**
> 스쿼트(하체): 발을 어깨너비로 벌리고 허리를 곧게 유지한 채 의자에 앉듯 엉덩이를 뒤로 내렸다가 올라온다. 10~15회×2세트, 세트 사이 휴식 20초.
> 푸시업(상체): 초보자는 무릎을 대고, 숙련자는 일반 자세로 실시한다. 천천히 가슴을 바닥 가까이 내렸다가 올라온다. 10~15회×2세트, 세트 사이 휴식 20초.
> 플랭크(코어): 팔꿈치를 바닥에 대고 몸을 일직선으로 유지한다. 20~30초 자세 유지 ×2세트, 세트 사이 휴식 20초.
> 런지(하체): 한쪽 다리를 앞으로 내디디며 무릎을 굽힌 뒤 돌아온다. 좌우 번갈아 8~10회씩 총 16~20회×2세트, 세트 사이 휴식 20초.
>
> **3. 쿨다운(1분)**
> 가벼운 스트레칭과 호흡 정리로 전신의 긴장을 풀고, 깊게 숨을 쉬며 마무리한다.

정말 매일 15분만 해도 효과가 있을까?

많은 사람이 "겨우 15분으로 뭐가 달라질까?"라고 의문을 갖는다. 그러나 꾸준히 실천한 사람들은 이 작은 습관이 만든 놀라운 변화를 경험한다. 실제로 일주일만 지속해도 근육에 탄력이 생기고 몸이 가벼워지는 느낌을 받을 수 있다. 이는 운동 때마다 마이오카인이 분비되고, 지속적인 항염증·항노화 효과가 축적되기 때문이다.

하루 15분씩 일주일에 5일 운동하면 주당 75분, 한 달이면 300분이다. 양이 적어 보이지만, 이 시간이 쌓이면 신체와 정신 모두에 큰 변화가 찾아온다. 근력이 좋아져 계단을 오르거나 무거운 물건을 드는 동작이 수월해지고, 스트레스가 줄어든다.

또한, 매일 15분씩 운동하면 1주일만에도 근육 긴장이 완화되고 몸이 한결 가벼워진다. 2~4주가 지나면 기초 체력이 향상되고 호흡과 혈액순환이 개선된다. 1~3개월이 지나면 근육량이 증가하고 지방이 감소하며, 혈압과 혈당이 안정되고 스트레스가 줄어든다. 6개월 이상 꾸준히 지속하면 만성 질환의 위험이 낮아지고 항노화 효과가 이어진다.

꾸준함보다 더 위대한 운동법은 없다. 처음부터 무리하지 않고 부담 없이 시작하는 것이 현명하다. 하루 15분이면 근육은 충분히 자극받아 항염증 효과를 내고, 인슐린 감수성도 개선된다. 매일 변하는 몸과 마음의 변화를 느끼면 이 습관을 계속 유지하려는 강력한 동기가 생긴다.

"나이가 들면 운동이 힘들다"는 편견을 깨고 지금부터 하루 15분 운동 습관을 시작해야 한다. 이 작고 꾸준한 노력이 전신 건강을 지키고, 삶의 질을 크게 높인다. 매일 15분이야말로 인생을 긴장하게 지켜주는 가장 현명한 투자다.

04

중년의 생존 운동법
: 매일 30분이 당신을 살린다

 중년 이후에는 젊었을 때보다 더 많은 근력 활동이 필요하다. 근감소 속도가 빠르고, 같은 시간과 강도의 운동을 해도 근육이 잘 자라지 않기 때문이다. 따라서 중년에는 적당한 강도로, 조금씩 꾸준히 실천하는 것이 핵심이다.

 운동의 중심은 유산소 운동에 두되, 근력 운동도 규칙적으로 병행해야 한다. 하루에 한 번 기본 운동 시간을 갖는 것이 좋다. 앉아 있는 시간이 긴 만큼, 운동 시간과 강도는 기존보다 조금 더 강하고 길게 가져가는 것이 바람직하다.

 중등도 강도(최대심박수[1]의 50~70%)의 유산소 운동을 주 150분 이

---

1) 220에서 본인의 나이를 뺀 수를 최대심박수라고 한다.

상, 또는 고강도(최대심박수의 70% 이상) 유산소 운동을 주 75분 이상 하는 것이 기본이다. 이 두 가지를 적절히 섞어 진행해도 된다.

『영국 스포츠 의학 학술지British Journal of Sports Medicine』의 연구에 따르면, 하루 약 22분의 중등도 및 고강도 운동MVPA이 좌식 생활로 인한 사망 위험을 줄일 수 있다. 연구는 50세 이상 1만 1,989명을 대상으로 진행되었으며, 하루 12시간 이상 앉아 있는 사람이 8시간 앉아 있는 사람보다 사망 위험이 38% 높다는 결과가 나왔다. 하루 22분 이상 운동하면 좌식 생활과 관련된 사망 위험을 크게 줄일 수 있다는 점도 확인되었다. 다만, 22분 이상 더 운동한다고 해서 사망 위험이 추가로 줄어드는 효과는 없었다고 한다. 이 22분은 한 번에 채우지 않아도 되며, '운동 간식'처럼 나누어 실천해도 효과가 있다고 밝혔다.

이 연구는 우리가 실천해야 할 운동 시간이나 강도가 과도하지 않다는 사실을 보여준다. 매일 30분 정도의 실질적인 운동만으로도 건강을 상당 부분 지킬 수 있다는 점이 안심이 된다. 운동 효과를 높이려면 다음을 시켜야 한다.

① 1시간 이하 가벼운 운동 시에는 별도의 에너지 보충이 필요 없다.
② 운동 10~15분 전, 물 240~350cc를 마셔 수분 상태를 유지한다.
③ 장시간 운동 시에는 운동 전 수분 공급과 함께 에너지바 등 탄수화물 위주의 간식을 섭취한다.
④ 운동 중에는 스포츠 음료로 수분·전해질·에너지를 보충한다.
⑤ 운동 후에는 탄수화물과 단백질이 함께 든 간식을 먹는다.
⑥ 근력 운동 후에는 단백질뿐 아니라 에너지도 함께 섭취해야 한다. 에너지가 부족하면 단백질 분해가 일어나 근육량이 줄 수 있다.
⑦ 고강도 운동 시 탈진·탈수 현상에 주의한다.
⑧ 운동 전에는 소화가 쉬운 액상 형태의 간식을 섭취하는 것이 좋다.

작은 움직임이 만드는 건강한 장수

중년 이후에는 하체 근력 운동에 중점을 두는 것이 좋다. 상체보다 하체 근육이 빠르게 소실되며, 특히 종아리와 허벅지 근육은 노화 속도가 빠르다. 이 부위의 근력 저하는 낙상, 골절 등 심각한 사고의 주요 원인이 된다. 종아리 근육 약화는 장시간 같은 자세로 서 있거나 앉아 있기 때문에 발생한다. 혈액과 체액의 정체로 부종이 생기고, 이로 인해 근육 기능이 더 떨어지는 악순환이 이어진다.

혈관 건강이 좋지 않은 경우 무리한 무산소 운동은 위험하다. 고혈압이나 심혈관질환이 있는 사람은 반드시 전문의 상담과 운동부하검사를 거쳐야 한다. 근력 운동 시에는 도움을 받을 수 있는 환경에서 트레이너 지도 하에 진행하는 것이 안전하다. 근력 운동은 한 번만 들 수 있는 최대 무게를 뜻하는 1RM Repetition Maximum의 40~60% 강도로 실시하면 혈압 상승을 크게 걱정하지 않아도 된다. 무엇보다 중요한 것은 운동 후 충분한 휴식과 균형 잡힌 영양 섭취다.

운동은 적정 시간·강도로 실시해 체내 활성산소가 과도하게 증가하지 않도록 해야 한다. 활성산소가 과다하면 면역력이 떨어지고 건강에 악영향을 준다. 유산소 운동과 근력 운동 모두 과유불급이라는 원칙을 지켜야 한다.

매일 30분~2시간 이하의 유산소 운동과 주 3회 근력 운동이 가장 적합하다. 유산소 운동은 같은 속도로만 걷기보다 강약을 조절하는 인터벌 트레이닝이 효과적이다. 근력 운동은 하루나 이틀 간격으로, 1회 50분 이내로 하는 것이 바람직하다.

미국스포츠의학회 권고에 따르면, 중강도 유산소 운동은 주 3~5일, 1회 20~30분 이상이 좋다. 근력 운동은 1RM의 60~80% 강도로 주 3회 정도가 적합하다. 운동 초반에는 전문 트레이너의 지도를 받아 올바른 자세와 기술을 익히는 것이 중요하다.

작은 움직임이 쌓이면 큰 변화를 만든다. 건강은 거대한 계획보다 작은 행동에서 시작된다. 매일의 작은 움직임이 근육을 지키고, 혈관을 보호하며, 미토콘드리아를 활성화한다. 건강한 장수의 비결은 거창한 계획이 아니라 작고 지속적인 습관에 달려 있다. 올해는 작은 변화로 건강을 지켜나가자.

05

근육을 위한 최적 영양 설계
: 단백질부터 비타민까지 완전 무장

근육을 키우려면 그저 열심히 운동만 하면 된다고 생각하지만, 현실은 다르다. 운동은 근육 성장의 방아쇠일 뿐, 그 방아쇠를 당겼을 때 실질적으로 근육을 만들어내는 것은 근육 생성과 관련된 영양소다. 적절한 영양이 뒷받침되지 않으면 아무리 운동을 열심히 해도 근육은 제자리에 머물 수밖에 없다.

그렇다면 근육 감소를 막고 마이오카인의 효과를 최대화하기 위해 우리는 무엇을 해야 할까?

단백질, 근육의 뼈대를 만드는 필수 재료

단백질은 근육을 이루는 가장 기본적인 구성 요소다. 근육을 유지하거나 키우려면 적어도 체중 1kg당 1~1.2g의 단백질을 매일 꾸준히 섭취해야 한다. 체중이 60kg이라면 하루 60~72g의 단백질이 필요하며, 운동 강도가 높은 사람은 1.5g 이상 섭취하는 것이 권장된다.

여기서 중요한 것은 단백질의 '질'과 '균형'이다. 동물성 단백질(고기, 생선, 달걀, 유제품)은 아미노산 구성이 완벽해 흡수가 뛰어나고 근육 합성을 촉진한다. 반면 식물성 단백질(콩, 두부, 통곡물)은 식이섬유와 항산화 물질이 풍부해 장 건강과 대사 조절에 유익하다. 따라서 가장 이상적인 방법은 동물성과 식물성 단백질을 균형 있게 섭취하는 것이다.

또한 운동 후 충분한 숙면을 취하는 것도 중요하다. 숙면은 성장 호르몬 분비를 촉진하여 근육 재생과 회복을 가속화한다. 결국 근육은 단순히 운동으로만 만들어지지 않는다. 운동·영양·휴식이 삼박자로 어우러질 때 근육이 비로소 성장하며, 그 과정에서 마이오카인 분비도 극대화된다.

이제 근육을 유지하는 일이 단순히 보기 좋은 몸매를 위한 것이 아니라, 삶의 질을 높이고 건강한 노화를 위해 필수적이라는 사실이 분명해졌다. 근육은 젊음과 활력을 지키는 강력한 열쇠이며, 꾸준한 근력 운동과 적절한 영양 섭취, 그리고 충분한 회복은 우리의 노화 속도를 결정짓는 가장 확실한 방법이다.

류신, 근육 성장의 스위치를 켜는 아미노산

근육을 키우려면 단백질만큼이나 중요한 것이 아미노산이다. 그

중에서도 류신Leucine은 특별하다. 류신은 근육 세포 안에서 mTOR 신호 경로를 자극해 근육 단백질 합성을 강력하게 촉진한다. 쉽게 말해, 근육 성장을 시작하게 만드는 스위치를 켜는 아미노산이다.

류신은 계란, 닭고기, 유청단백Whey Protein에 많이 들어 있으며, 운동 직후 약 2~3g을 섭취했을 때 효과가 가장 뚜렷하다. 하지만 일반 식사만으로 이 양을 채우기는 쉽지 않다. 그래서 운동 후에는 BCAABranched Chain Amino Acid(가지사슬 아미노산)나 EAA(필수아미노산) 보충제를 이용하기도 한다. BCAA는 류신, 발린, 이소류신 세 가지로 구성되며, 다른 아미노산과 달리 간이 아니라 근육에서 직접 분해된다. 이 덕분에 운동 중 에너지원으로 바로 쓰이고, 운동 후 회복과 단백질 합성에도 직접 기여한다. 다만 "많이 먹을수록 좋다"는 착각은 금물이다. 과도한 보충제는 간과 신장에 부담을 줄 수 있어, 반드시 권장량을 지키는 것이 중요하다.

인간이 체내에서 합성할 수 없는 필수 아미노산은 총 9가지다.

> 페닐알라닌Phenylalanine : 단백질 합성과 신경전달 물질 생성에 관여한다.
> 발린Valine : 근육 조직의 성장과 유지에 중요하며, 신진대사를 촉진한다.
> 트레오닌Threonine : 면역체계의 기능과 콜라겐을 생성한다.
> 트립토판Tryptophan : 멜라토닌과 세로토닌의 생성을 도와 수면과 기분을 조절한다.
> 메티오닌Methionine : 세포 성장과 DNA 생성에 필요하며, 간 기능에도 중요하다.
> 류신Leucine : 근육 단백질 합성과 에너지 생성에 관여한다.
> 이소류신Isoleucine : 에너지 대사 및 근육 기능에 중요하다.
> 라이신Lysine : 콜라겐 생성, 면역력 강화, 바이러스성 질환 예방에 필요하다.
> 히스티딘Histidine : 면역 세포의 성장 및 기능에 관여하고, 혈액 세포의 기능을 지원한다.

페닐알라닌, 발린, 트레오닌, 트립토판, 메티오닌, 류신, 이소류신, 라이신, 히스티딘이 이에 해당한다.

필수 아미노산 9가지는 체내에서 합성할 수 없어 반드시 음식이나 보충제를 통해 섭취해야 한다. 따라서 류신을 중심으로 다양한 아미노산을 균형 있게 섭취해야 근육 성장이 최적화된다.

비타민D와 미네랄, 근육과 뼈 그리고 호르몬의 균형자

비타민D는 뼈 건강뿐 아니라 근육 건강과도 깊은 관련이 있다. 비타민D가 부족하면 근력과 균형감각이 저하되고, 특히 중장년층에서 낙상이나 골절 위험이 높아진다. 따라서 햇볕을 충분히 쬐거나, 등푸른 생선·달걀 노른자·비타민D 보충제를 통해 혈중 비타민D 수치를 30~50ng/mL 이상으로 유지해야 한다.

미네랄은 인체에 필요한 미량의 무기질 영양소다. 칼슘, 인, 나트륨, 구리, 아연 등이 여기에 속한다. 미네랄은 삼투압 조절, 막전위 형성, 신경 전달 등 다양한 생명 활동에 관여하며 단백질 형성에도 중요한 역할을 한다. 미네랄이 부족하면 만성피로, 두통, 아토피, 불면증 등 다양한 건강 문제가 나타날 수 있다. 또한 미네랄은 피부 건강에도 영향을 미쳐 모공 관리, 수분 공급, 피부 진정 등에 도움이 된다.

특히 근육 건강을 위해서는 칼슘, 마그네슘, 아연이 중요하다. 칼슘은 근육 수축과 이완을 돕고, 마그네슘은 에너지 생산과 근육의 신경 전달을 지원하며, 아연은 단백질 합성과 면역력, 호르몬 균형을 유지한다. 비타민D와 미네랄이 부족하면 근육 합성과 에너지 대사가 원활하지 않아 운동 효과가 떨어진다.

실천을 위한 간단한 식습관 가이드

일상에서 모든 영양소를 골고루 섭취하려면 다음과 같이 실천한다.

① **하루 세 끼 균형 잡힌 단백질 섭취** : 간헐적 단식을 하지 않는 날에는 가급적 정해진 시간에 정해진 양의 식사를 한다. 간헐적 단식을 하는 날에는 두 끼 식사량을 평소의 80~90% 수준으로 늘려서 섭취한다. 단백질은 한 끼에 몰아 먹기보다 매 끼니 20~30g씩 나눠 먹어야 근육 합성이 효과적으로 이루어진다. (예: 아침에는 계란, 점심에는 닭가슴살, 저녁에는 두부나 생선을 먹는다)

② **운동 직후 단백질 보충** : 운동 후 30분 이내에 닭가슴살이나 단백질 쉐이크를 섭취하면 근육 합성 효과가 극대화된다.

③ **운동 전 가벼운 탄수화물과 단백질** : 운동 1~2시간 전에 바나나나 밥 한 공기 같은 탄수화물과 그릭 요거트나 달걀 같은 단백질을 섭취하면 운동 중 피로를 줄이고 근육 성장을 촉진한다.

④ **햇볕과 미네랄 보충** : 주 2~3회, 하루 20분 정도 햇볕을 쬐고, 견과류·해산물·유제품·녹색채소를 섭취해 미네랄을 보충하거나 필요하면 종합 미네랄 보충제를 활용한다.

06

운동보다 중요한 회복
: 성장호르몬과 자가포식의 황금 시간

　많은 사람은 운동만 열심히 하면 근육이 금방 자랄 것이라 기대한다. 운동으로 근육이 자극받아 일시적으로 펌핑된 상태를 보면, 바로 근육이 커진 듯 느끼기도 한다. 하지만 이는 그저 근육이 잠시 흥분한 상태일 뿐이다. 진짜 근육 상태는 몇 십분, 혹은 몇 시간 이후에야 제대로 확인할 수 있다. 근력 운동에서 가장 중요한 것은 충분한 휴식과 영양 섭취다. 잘 쉬고, 잘 먹어야 운동 효과와 근육 성장을 실질적으로 이끌 수 있다. 진짜 근육이 자라는 시기는 운동이 끝난 뒤 하루에서 이틀 정도의 시간 동안이다.

　근력 운동은 근육섬유에 미세한 손상을 일으킨다. 이를 복구하기 위해 근육세포는 단백질 합성을 지시하는 신호를 보내고, 생성된 단백질이 손상 부위를 메우면서 근육이 커진다. 즉, 근육에 상처를 내고 회복하는 과정에서 근력이 향상된다. 근육은 수많은 근섬유 가닥으로 이루어져 있으며, 근력 운동으로 근섬유가 미세하게 손상되면, 근육 성장에 도움을 주는 위성세포와 단백질이 손상된 근섬유를 재생한다.

과거에는 근육통의 원인이 젖산이라고 여겨졌으나, 실제로는 손상된 근육이 회복하는 과정에서 발생하는 염증 반응 때문에 통증, 부종, 열감이 나타나는 것이다. 운동 후 통증은 보통 6~8시간 뒤부터 시작되어 24~72시간가량 지속되다가 서서히 줄어든다. 이를 지연성 근육통DOMS이라 한다. 대근육인 가슴·허벅지·엉덩이는 48~72시간, 소근육인 팔·종아리·어깨·복근 등은 24~48시간 정도 지속된다.

이 시기에는 근육의 길이가 짧아지는 단축성 수축보다 길어지는 신장성 수축에서 더 많은 통증이 발생한다. 예를 들어, 가슴 운동 이후 가슴 안쪽보다 바깥쪽이 더 아프거나, 등 운동 시 옆구리 부위에서 통증이 심한 이유다.

지연성 근육통은 회복 과정에서 나타나는 현상이며, 통증의 정도와 근육 성장 여부는 직접적인 상관관계가 없다. 즉, 근육통이 없어도 근육은 성장할 수 있고, 근육통이 있어도 성장하지 않을 수 있다. 같은 양의 운동을 하더라도 근육이 많은 사람이 근육통이 덜할 수 있다. 그러나 현재 상태보다 근육을 키우려면 일정 수준의 근육통을 동반하는 근력 운동을 피하기 어렵다.

근육통이 있을 때는 충분한 휴식과 영양 공급이 필요하다. 근력 운동을 매일 하면 회복되지 않은 상태에서 다시 자극이 가해져 호르몬 분비에 부정적인 영향을 줄 수 있다. 그러므로 하루 정도는 충분히 쉬는 것이 좋다. 매일 근력 운동을 하고 싶다면 하루는 상체, 다음 날은 하체를 하는 식으로 번갈아 실시하는 것이 바람직하다.

적당한 근육통은 정상이나, 심한 통증이 지속된다면 운동 강도를 낮춰야 한다. 걸을 수 없을 정도의 통증이나 열·붓기까지 동반된다면 근육 피로가 누적된 상태다. 이 경우 근력이 급격히 떨어지고 힘줄·인대 손상이 발생할 수 있다. 따라서 몸 상태를 꾸준히 점검하며 과도한 피로가 쌓이지 않도록 해야 한다. 부하가 큰 근력 운동은 주 3회 이하가 적당하다.

또한, 운동 후 갈색에 가까운 짙은 소변이 나온다면 횡문근융해증을 의심해야 한다. 이는 고강도 운동으로 근육이 손상되어 근육 성분이 혈액으로 유입되는 현상이다. 경미한 경우 자연 회복되지만, 심한 경우 치료가 늦어지거나 통증을 무시하고 운동을 지속하면 급성 신부전, 고칼륨혈증 등으로 이어질 수 있으며, 드물게 사망에 이를 수도 있다.

따라서 근육 운동 후에는 근육 사용을 줄이고, 충분한 휴식과 회복 시간을 가져야 한다. 손상된 근육이 보강되면서 두꺼운 근섬유로 변하려면 일정 시간이 필요하다.

성장호르몬과 자가포식, 근육과 젊음을 지키는 쌍두마차

근육 성장에서 중요한 역할을 하는 것은 성장호르몬Growth Hormone 과 자가포식Autophagy이다. 이 두 가지는 근육 회복과 재생을 촉진할 뿐 아니라, 항노화 효과까지 발휘해 몸을 더욱 젊고 건강하게 만든다. 근력 운동으로 손상된 근섬유는 성장호르몬의 작용으로 액틴, 미오신 등 근육 단백질 합성이 촉진되며, 복구 과정이 시작된다. 성장호르몬은 주로 근력 운동 후 휴식 시간에 분비되며, 이때 근육이 만들어지고 회복된다. 많은 운동선수가 훈련 후 낮잠을 자는 것도 이런 이유다.

근력 운동과 함께 반드시 필요한 것은 적절한 단백질 섭취다. 장수와 육류 섭취는 밀접한 관련이 있다. 이는 모든 육류를 많이 먹으라는 뜻이 아니라, 몸에 이로운 정도로 꾸준히 섭취하는 것이 유리하다는 의미다. 100세 이상 장수 노인들은 평생 육류, 생선, 우유, 치즈, 달걀 등을 꾸준히 먹는다는 연구 결과가 있다. 성장호르몬 분비는 단백질에 의해 촉진되고, 과다한 지방과 당분에 의해 감소한다. 따라서 고기는 먹되 지방 섭취는 줄이는 것이 바람직하다.

단백질 하루 최소 섭취량은 체중 1kg당 1g이며, 근력 운동을 하는 경우 1.5~2g까지 늘리는 것이 좋다.

성장호르몬 : 잠이 근육을 키우는 진짜 열쇠다

성장호르몬은 흔히 어린아이의 키를 키우는 호르몬으로 알려져 있지만, 성인이 된 이후에도 여전히 중요한 역할을 한다. 특히 중년 이후에는 근육 회복, 지방 연소, 면역력 강화에도 핵심적인 기능을 한다. 운동 후 근육 재생에 있어 성장호르몬은 필수적인 존재다.

운동 직후에도 성장호르몬 분비가 일시적으로 증가하지만, 가장 활발히 분비되는 시기는 깊은 수면 중이다. 연구에 따르면 수면 중 성장호르몬 분비가 최고조에 달하면서 운동으로 손상된 근육 섬유를 치유하고 강화한다. 따라서 근육 성장을 위해서는 반드시 충분한 수면을 확보해야 한다.

수면 부족이나 스트레스 때문에 깊은 잠을 자지 못하면, 같은 운동을 해도 근육 생성이 원활하지 않을 수 있다.

> **성장호르몬 분비를 극대화하는 방법**
> - 매일 최소 7~8시간의 양질의 수면을 유지한다.
> - 자기 전 스마트폰이나 TV를 끄고, 어두운 환경에서 잠을 청한다.
> - 운동 후 단백질을 섭취해 성장호르몬이 근육을 더 잘 재생시키도록 돕는다.

자가포식 : 세포를 젊게 되살리는 몸속의 기적이다

'자가포식'은 세포 내 불필요한 물질과 노화된 구성 요소를 분해·재활용하는 신체 메커니즘으로, 몸속 청소부 역할을 한다. 이를 통해 노화로 인한 세포 손상을 최소화하고 건강을 유지한다.

운동은 자가포식을 촉진하는 강력한 방법이다. 특히 근력 운동이나 간헐적 단식은 손상된 근육 세포와 미토콘드리아를 청소하고, 새로운 세포 조직으로 재생하는 과정을 활성화한다.

그러나 자가포식이 제대로 작동하려면 운동 후 충분한 휴식이 필요하다. 무리한 운동으로 회복 시간을 주지 않으면 자가포식이 충분히 작동하지 못해 근육 피로와 노화를 촉진할 수 있다.

> **자가포식을 최대한 활용하는 방법**
> – 근력 운동 후 간헐적 단식을 병행해 자가포식을 활성화한다.
> – 일주일에 하루나 이틀은 운동 강도를 낮추거나 휴식을 늘려 회복 시간을 확보한다.
> – 가벼운 산책이나 스트레칭 같은 저강도 활동으로 자가포식을 돕는다.

현명한 휴식법이 근육 재생을 이끈다

근육을 빨리 키우려면 자주, 강하게 운동해야 한다고 생각하기 쉽지만, 실제로는 충분한 휴식과 영양 공급이 병행될 때 근육이 성장한다. 특히 중년의 경우 근력 운동은 주 2~3회로 제한하고, 하루 이상 휴식일을 둬야 한다. 운동 후 48~72시간은 근육이 가장 활발히 재생되는 시기이므로, 이때 양질의 수면과 충분한 단백질 섭취를 하면 성장과 회복 효과를 극대화할 수 있다. 운동 후 단백질을 섭취해 회복 효율을 높이고, 매일 같은 시간에 취침해 수면 리듬을 일정하게 유지하며, 스트레칭이나 마사지, 가벼운 요가로 근육 긴장을 풀어주는 것도 좋은 방법이다.

휴식과 회복은 단순히 근육을 키우는 데 그치지 않고 항노화 효과까지 만들어낸다. 근육 재생은 보기 좋은 몸을 만드는 차원을 넘어 노화에 맞서 싸우는 신체 능력을 강화하는 중요한 과정이다. 성장호르몬은 지방을 연소하고 면역력을 높이며 근육을 건강하게 유지하고, 자가포식은 체내 독소와 노화 물질을 제거하며 만성 염증을 줄인다. 여기에 충분한 수면과 휴식이 더해지면 체력과 면역력이 강화되어 노화와 질병에 더욱 강한 몸을 만들 수 있다.

마음도 젊어진다
: 마이오카인 · 엔도르핀 · 세로토닌 삼총사

운동을 하면서 우리의 몸과 마음이 달라지는 것을 경험해본 적이 있을 것이다. 처음엔 몸을 움직이는 것이 힘들고 귀찮지만, 시간이 지나 땀이 살짝 나기 시작하면 어느새 마음이 편안해지고 상쾌한 기분마저 든다. 이는 단순히 근육을 자극하는 것을 넘어, 마이오카인, 엔도르핀, 세로토닌 같은 행복 호르몬 덕분이다. 이 세 가지가 만들어내는 시너지 효과는 즐거운 마음으로 운동을 이어가게 하는 원동력이 된다.

러너스 하이, 엔도르핀이 만드는 행복감의 비밀

운동을 할 때 힘든데도 왠지 기분이 좋아지는 순간이 있다. 달리기를 오래 하다 보면 찾아오는 '러너스 하이Runner's High'가 대표적이다. 이 행복감의 주인공은 엔도르핀이라는 호르몬이다. 엔도르핀은 근육이 활발히 움직일 때 뇌에서 분비되는 내인성 오피오이드 호르몬으로, 통증과 스트레스를 완화하고 기분을 안정시키는 역할을 한다. 일반적으로 심장 박동이 분당 120회 이상으로 30분 이상 격렬한 운동을 할 때 러너스 하이에 도달할 수 있다.

이 과정에서 느끼는 희열은 강렬해 중독성이 있으며, 무리한 운동으로 이어질 수 있다. 그러나 반드시 격렬하게 운동하지 않아도 운동 후에 기분이 한결 좋아지는 경험을 할 수 있다. 가벼운 조깅이나 빠르게 걷기만 해도 우울감과 불안감이 크게 줄어든다.

최근 연구에서는 운동 후 쾌감의 정체가 '엔도카나비노이드Endo-cannabinoids'라는 물질임이 밝혀졌다. 이 물질은 운동 중 느끼는 통증을 줄이고, 혈액 속 염증성 사이토카인의 양을 감소시킨다. 또한 장내 마이크로바이옴 환경을 개선하고 항염증 작용을 한다. 화학구조가 대마초 성분과 유사하지만, 운동만으로도 이 물질이 생성되어 행복감과 건강 증진 효과를 동시에 누릴 수 있다. 이 때문에 규칙적으로 운동하는 사람은 일상에서 스트레스를 덜 받고 감정 기복이 적다.

세로토닌, 마음을 평화롭게 만드는 호르몬

운동 시 뇌에서는 기억력을 높이고 우울감을 줄이는 BDNF(뇌유래 신경영양인자)가 분비된다. 이 물질은 신경계 발달과 뇌의 적응력을 높이며, 기억력 향상과 항우울 작용을 한다. 가바GABA 역시 운동으로 분비가 촉진되는데, 신경의 과도한 흥분을 억제해 안정감을 준다.

천연 진통제인 베타 엔도르핀은 운동 시 5배 이상 분비량이 증가하며, 도파민도 함께 늘어나 쾌감을 높인다. 그중 세로토닌$_{Serotonin}$은 마음의 안정과 행복감을 주고, 엔도르핀 생성을 촉진한다. 세로토닌이 부족하면 우울증, 불면증, 불안장애 등이 발생하기 쉽다. 운동과 일광욕은 세로토닌 분비를 촉진하는 가장 효과적인 방법이다.

세로토닌은 운동으로 체온이 올라갈 때 자연스럽게 분비되어 마음을 진정시키고 기분을 밝게 한다. 장에서도 생성되므로 장 건강이 좋아지면 세로토닌 생산도 활발해지고, 뇌와 장이 긍정적으로 소통해 기분이 더 좋아진다.

> 세로토닌 분비를 위한 간단한 습관
> ① 하루 20분, 햇볕 아래 산책한다.
> ② 저녁 식사 후 가벼운 스트레칭으로 긴장을 푼다.
> ③ 주 2~3회 가벼운 유산소 운동으로 마음을 평화롭게 유지한다.

마이오카인·엔도르핀·세로토닌, 행복을 만드는 황금 트리오

마이오카인은 몸속 염증을 줄이고 면역력을 높여 스트레스 반응을 완화한다. 여기에 엔도르핀과 세로토닌이 더해지면 정신적 스트레스가 줄고 행복감이 커지면서 몸과 마음의 균형이 맞춰진다. 이 황금 트리오는 만성 스트레스와 염증의 악순환을 끊어 진정한 항노화의 기반을 만든다.

> **운동이 정신 건강에 주는 시너지 효과**
>
> 마이오카인 : 전신 염증 감소 → 스트레스 저항력 증가
> 엔도르핀 : 상쾌함과 행복감을 높여 마음의 피로 해소
> 세로토닌 : 불안과 스트레스 완화, 긍정적 마음 유지

운동은 거창하게 할 필요가 없다. 하루 15분만 움직여도 황금 트리오의 긍정적인 효과를 누릴 수 있다. 처음에는 힘들어도 며칠만 지나면 몸과 마음이 가벼워지는 것을 느끼게 된다. 스트레스가 심하거나 기분이 좋지 않을 때일수록 몸을 움직여야 한다. 작은 시작이 몸을 반응하게 만들고, 이어서 뇌와 마음이 "기분이 좋다"는 신호를 보낸다.

운동 후에는 잠시 휴식을 취하며 운동이 가져온 평화로움을 음미한다. 이렇게 반복하다 보면 운동은 더 이상 힘든 일이 아니라, 몸과 마음을 위한 가장 즐거운 시간이 된다.

9장

젊음을 설계하는 5M 통합 전략

01
노화를 거꾸로 잇는 다섯 개의 선
: 5M 메커니즘 완전 해부

02
당신의 하루를 젊어지게 만드는
루틴 설계법

03
생활습관과 기술이 만날 때
: 5M x 바이오메디컬 혁신

04
함께할 때 비로소 완성되는 건강
: 소셜 5M 루틴의 힘

05
항상성 노화,
죽기 직전까지 건강하게

01

노화를 거꾸로 잇는 다섯 개의 선
: 5M 메커니즘 완전 해부

우리가 앞서 살펴본 5M은 각자 따로 존재하는 것처럼 보이지만, 사실은 서로 긴밀하게 연결된 하나의 거대한 시스템이다. 도미노처럼 한 요소가 흔들리면 나머지까지 차례로 영향을 받기 때문에, 5M을 통합적으로 관리하는 것이 중요하다.

예를 들어 보자. 먼저 마음이 불안해지면 어떻게 될까? 스트레스가 심해지면 교감신경이 과도하게 활성화되고 코르티솔이 치솟는다. 코르티솔은 멜라토닌을 억제해 수면을 방해하고, 수면 부족은 곧 미토콘드리아를 지치게 만든다. 미토콘드리아가 약해지면 근육 기능이 떨어져 마이오카인의 이로운 효과가 줄고, 장내 미생물의 균형까지 흔들리면서 전신적인 노화가 가속화된다. 결국, 정신은 모든 것을 흔드는 시작점이다. 단순한 불안이 호르몬, 수면, 에너지 대사,

근육, 장내 환경을 연쇄적으로 무너뜨리는 것이다.

반면 근육은 노화를 막는 강력한 방패다. 운동을 하면 근육에서 항염증 물질인 마이오카인이 분비되어 염증을 줄이고 인슐린 감수성을 높인다. 규칙적인 운동은 장내 미생물을 안정시키고 혈당 변화를 완화해 정신적 스트레스도 줄여준다. 또한 운동을 통해 미토콘드리아가 늘어나면 멜라토닌 분비가 원활해져 깊은 숙면을 돕는다.

장내 미생물 역시 전신 건강의 핵심 축이다. 유익균이 많으면 세로토닌, GABA 같은 신경전달물질이 풍부해져 마음이 안정된다. 면역력과 대사 기능이 좋아져 노화를 늦추고 활력을 유지할 수 있다. 그러나 장이 손상되면 염증과 독소가 증가해 미토콘드리아와 수면 리듬까지 흔들리게 된다.

멜라토닌은 회복 모드의 시작점이다. 이 호르몬이 충분히 분비되어야 교감신경이 안정되고, 면역, 호르몬, 근육, 미토콘드리아가 동시에 회복된다. 하지만 밤늦게까지 스마트폰이나 컴퓨터를 사용하면 멜라토닌 분비가 억제되어 전신 피로와 염증, 산화 스트레스가 심해진다.

마지막으로 미토콘드리아는 젊음을 유지하는 세포의 발전소다. 미토콘드리아가 건강해야 근육과 장, 뇌까지 활력을 유지할 수 있다. 그러나 손상되면 활성산소가 증가해 전신적으로 염증과 세포 손상이 늘어나고, 노화가 빠르게 진행된다.

결국 5M은 각 요소가 서로 상호작용하며 건강과 노화를 좌우한다. 5M 지도를 미리 그려 자신의 상태를 점검하고, 취약한 부분을 먼저 개선하면 전반적인 건강 수준과 삶의 질이 크게 달라질 수 있다. 5M 통합 관리는 지금 바로 시작해야 한다.

개인별 건강 목표 설정과 피드백 루프

노화를 관리하고 건강을 지키는 여정은 마치 긴 마라톤과 같다. 처음부터 큰 목표만 보고 달려가면 지치기 마련이다. 그래서 필요한 것이 작은 목표들, 즉 소목표를 정해 하나씩 차근차근 달성하고 점검하며 자신만의 성공 경험을 쌓는 과정이다.

우리 몸은 마인드, 마이오카인, 마이크로바이옴, 멜라토닌, 미토콘드리아 등 총 다섯 가지 축을 중심으로 건강과 노화가 관리된다. 그런데 이 요소들을 모두 동시에 관리하려 하면 막막할 수 있다. 그래서 처음에는 작은 목표부터 설정하는 것이 좋다.

가령 명확하고 측정 가능한 작은 목표로 하루를 설계할 수 있다. 예를 들어 마인드를 위해 하루 5분 명상하기, 마이오카인을 위해 주 3회 15회씩 2세트의 스쿼트 실천하기, 마이크로바이옴을 위해 매일 아침 발효식품이나 채소 챙겨 먹기, 멜라토닌을 위해 매일 밤 11시 이전에 잠들기, 미토콘드리아를 위해 주 2회 15분간 고강도 인터벌 운동하기 등이 있다.

작은 목표는 숫자와 시간으로 구체적으로 정리하는 것이 중요하다. "운동을 열심히 하겠다" 같은 추상적인 목표는 쉽게 흐지부지된다. 하지만 구체적인 횟수나 시간을 정해놓으면 실천이 쉬워지고, 달성 여부를 확인하기도 간편하다. 예를 들어 일주일에 몇 번 명상을 실천했는지, 운동 목표를 얼마나 지켰는지 한눈에 볼 수 있는 체크리스트를 만들어 기록하는 것도 좋은 방법이다.

작은 목표를 설정했다면 이제 중요한 것은 주기적으로 결과를 점검하고 평가하는 피드백 루프다. 주말마다 또는 매월 말, 자신이 설정한 목표가 얼마나 잘 지켜졌는지 되돌아보는 시간을 가져야 한다. 가령 지난주 목표였던 스쿼트를 정해진 만큼 했는지, 11시 취침을 얼마나 지켰는지, 발효식품 섭취는 꾸준히 했는지 점검하는 것이다. 부족했다면 왜 그런지 원인을 찾아보아야 한다. 목표가 너무 어려웠다면 조금 낮추고, 너무 쉽다면 조금 더 어렵게 상향 조정한다.

이런 방식으로 계속 목표를 수정하고 실천하다 보면 시간이 지나면서 자신도 모르게 몸과 마음이 변하기 시작한다. 단순히 건강 습관을 만들었다는 작은 변화뿐만 아니라, 체성분 개선(근육량 증가, 체지방 감소), 혈당·혈압의 안정화, 수면의 질 향상과 같은 뚜렷한 결과가 나타난다.

3개월, 6개월이 지나면 더 큰 변화를 확인할 수 있다. 지속적으로 작은 성공 경험을 쌓으면서 자신감이 높아지고, 강화된 의욕은 다시 새로운 목표를 설정하고 도전하는 동력이 된다.

이러한 피드백 루프의 진정한 가치는 작은 성공이 모여 큰 변화를 만든다는 데 있다. 5M을 따로가 아니라 통합적으로 관리할 때, 이 작은 성공의 힘이 시너지로 이어져 노화의 속도를 실질적으로 늦출 수 있다. 처음에는 작은 목표라도 괜찮다. 그 목표를 꾸준히 이어가며 피드백을 통해 발전시켜 나간다면, 어느새 노화라는 거대한 흐름 속에서도 건강과 활력을 지켜내는 자신을 발견하게 될 것이다.

　결국 중요한 것은 완벽한 계획이 아니라 꾸준히 작은 목표를 세우고, 실천하고, 평가하고, 다시 수정하는 지속적인 과정이다. 이 과정이 반복될수록 5M 다섯 축이 더욱 탄탄하게 강화된다.

02

당신의 하루를 젊어지게 만드는 루틴 설계법

우리는 5M을 통합적으로 관리해야만 노화의 속도를 효과적으로 늦출 수 있다. 이를 위해 일상에서 어떻게 실천할지 구체적인 하루·주간·월간 루틴을 설계하고 이를 꾸준히 실천하는 것이 중요하다. 다음은 누구나 쉽게 따라할 수 있는 현실적이고 효과적인 5M 통합 루틴의 예시다.

① 5M 하루 루틴

아침: 기상 30분 전 알람을 맞추고 커튼을 열어 햇살로 멜라토닌 리듬을 조정한다.
5분간 스트레칭·명상으로 교감신경을 진정시키고, 계란·현미밥·요거트 등으로 마이오카인과 장내 미생물을 관리한다.

오후: 16:8 간헐적 단식으로 미토콘드리아 기능을 활성화한다. 점심은 채소·생선·올리브유 중심의 지중해식으로 항산화 성분을 채우고, 10~20분 파워 낮잠으로 오후 활력을 유지한다.

저녁: 주 2~3회 고강도·근력 운동으로 마이오카인 분비와 미토콘드리아 활성을 돕는다.

채소·살코기 위주의 저탄수·고섬유질 식사를 하고, 잠들기 1시간 전 디지털 기기를 꺼 멜라토닌 분비를 촉진한다.

② 5M 주간 루틴

마인드: 주말에 감정 일기를 작성해 스트레스와 수면 상태를 점검하고, 최소 30분은 디지털 기기 없이 자연 속에서 산책하거나 쉰다.

마이오카인: 주 3회 근력·HIIT, 주 2회 가벼운 유산소 운동으로 꾸준히 미토콘드리아와 근력을 강화한다.

마이크로바이옴: 발효식품(요거트, 김치, 낫토)을 주 2회 이상 섭취하고, 주 1회 '장 리셋 데이'로 정제당·가공식품을 줄인다.

멜라토닌: 주중·주말 모두 같은 시간에 자고 일어나며, 밤 10시 이후 전자기기 사용을 줄여 숙면을 준비한다.

미토콘드리아: 주 1~2회 16시간 공복으로 간헐적 단식을 실천하고, CoQ10·오메가-3 같은 항산화 보충제를 주기적으로 점검한다.

③ 5M 월간 루틴

종합 점검: 매월 한 번, 수면 일기와 인바디 결과를 비교해 수면·감정·체성분 변화를 분석한다.

전문가 상담: 필요할 경우 미토콘드리아·마이크로바이옴 상태를 정밀 검사해 맞춤형 영양·운동을 조정한다.

목표 재설정: 체중, 운동 능력, 수면 품질 등 월간 목표를 다시 세워 작은 성취를 확인하고 다음 달 동기를 만든다.

지금까지 살펴본 일간·주간·월간 루틴은 따로 떨어진 습관처럼 보이지만, 사실은 모두 5M을 기반으로 긴밀히 연결되어 있다. 이 다섯 요소가 서로 조화를 이루도록 설계된 루틴은 생활 속에서 강력한 항노화 효과를 발휘하며, 단순히 한두 가지 습관을 개선할 때보다 훨씬 더 깊은 변화를 이끌어낸다.

어느 한 축만 강화해서는 금세 한계에 부딪히지만, 다섯 축이 동시에 조율되면 몸은 스스로 균형을 되찾으며 젊음을 오래 유지할 수 있다. 작은 실천을 꾸준히 이어갈 때 변화는 점점 눈에 띄게 나타나고, 결국 누구나 더 건강하고 활력 넘치는 삶에 한 걸음 더 가까워질 수 있다.

바쁜 직장인부터 고령층까지, 생애 주기에 맞춘 5M 실천법

노화를 늦추고 건강을 유지하기 위한 5M 관리법은 모든 사람에게 중요하지만, 직업과 연령대에 따라 우선적으로 신경 써야 하는 부분이 다르다. 바쁜 일상에 쫓기는 직장인, 신체 변화가 빠르게 진행되는 중장년층, 체력이 떨어진 고령층 각각의 특성에 맞춰 현실적으로 접근할 필요가 있다. 아래에서는 각 연령대와 직업 환경을 고려한 맞춤 전략을 소개한다.

① 바쁜 직장인을 위한 맞춤 전략

직장인은 과도한 업무와 스트레스로 흔들리기 쉽다. 따라서 스트레스 관리가 최우선이다. 하루 10분이라도 명상과 호흡으로 긴장을 풀고, 점심시간이나 퇴근 후에는 15분 정도 HIIT나 간단한 맨몸 운동을 끼워 넣는 것이 좋다. 야근을 한 날에는 반드시 디지털 기기를 끄고, 멜라토닌이 자연스럽게 분비될 시간을 확보해야 한다.

또한 일상 속에서 작은 습관을 활용하는 것도 도움이 된다. 점심 식사 후 5분 파워 낮잠을 취하거나, 엘리베이터 대신 계단을 이용하고, 출퇴근 시 한 정거장 미리 내려 걷는 것만으로도 몸의 리듬을 회복하는 데 큰 힘이 된다.

② 중장년층(40~50대)을 위한 맞춤 전략

중장년층은 근육 감소가 빠르게 진행되기 때문에 근육 관리와 장내 환경 개선이 필수적이다. 조금만 근육을 키워도 노화와 질병을 늦출 수 있으므로, 주 2~3회 맨몸이나 덤벨 운동을 꾸준히 실천하는 것이 좋다. 또한 매일 발효식품과 채소, 통곡물을 섭취해 장내 미생물 환경을 안정시키고, 잠들기 1시간 전에는 스마트폰과 밝은 조명을 줄여 멜라토닌이 원활히 분비되도록 하는 것이 필요하다.

③ 고령층(60대 이상)을 위한 맞춤 전략

고령층은 체력과 면역력이 약해지기 때문에 무엇보다 안전하고 부드러운 접근이 중요하다. 매일 10분 정도 가벼운 걷기, 의자에 앉았다 일어나는 스쿼트, 벽 푸시업 같은 무리가 덜한 운동으로 근육을 유지하고, 친구나 가족과의 가벼운 모임이나 취미 생활로 우울감과 외로움을 예방하는 것이 좋다. 또한 소화에 부담이 적은 요거트나 낫토 같은 발효식품과 충분한 수분을 섭취하며, 저녁부터 실내 조명을 낮추고 취침 2시간 전부터 활동을 최소화해 숙면 환경을 만드는 것이 도움이 된다.

안전한 운동 예시
- 가벼운 스트레칭 (10분)
- 의자 스쿼트 (10회씩 2세트)
- 벽에 손을 짚고 팔굽혀 펴기 (10회)

작은 습관이 쌓이면 결국 큰 변화를 만든다. 각자의 나이와 생활 환경에 맞게 5M을 균형 있게 관리하면 더 건강하고 활력 넘치는 삶을 오랫동안 누릴 수 있다.

03

생활습관과 기술이 만날 때
: 5M x 바이오메디컬 혁신

    5M을 통한 건강 관리가 노화를 효과적으로 늦출 수 있다는 사실을 우리는 잘 알고 있다. 하지만 현대 의학의 발전은 여기서 더 나아가, 줄기세포 치료, 유전자 편집, 호르몬 대체 요법 등과 같은 첨단 기술을 이용해 노화에 직접 개입하는 시대를 열고 있다. 이러한 첨단 의학 기술은 우리의 삶을 획기적으로 변화시킬 잠재력을 지니고 있으며, 5M과 조화롭게 협력할 때 더욱 강력한 항노화 효과를 낼 것으로 기대된다.

줄기세포로 손상된 조직을 새롭게 복원하다

    줄기세포는 우리 몸속에서 근육이나 신경, 피부 같은 다양한 세포로 바뀔 수 있는 특별한 세포다. 쉽게 말해 손상된 조직을 새로 고쳐

주는 예비 부품 같은 역할을 한다. 하지만 나이가 들수록 줄기세포의 능력은 점점 떨어지고, 이는 조직 재생 능력의 저하로 이어진다.

최근에는 이런 한계를 극복하기 위한 첨단 줄기세포 기술이 빠르게 발전하고 있다. 예를 들어, 심각한 근육 손실로 걷기조차 힘들어진 노인에게 줄기세포를 이식하면 손상된 근육이 다시 자라나 근력과 운동 능력이 회복된다. 이렇게 되살아난 근육은 마이오카인을 활발히 분비해 몸속 염증을 줄이고, 전신의 노화를 늦추는 효과까지 낸다. 실제로 심장질환 환자에게 줄기세포 치료를 시행했을 때는 심장 기능이 개선되고 생존율이 높아졌으며, 관절염 환자에게는 손상된 연골이 재생되어 통증이 완화되는 결과가 보고되었다.

그러나 줄기세포 치료의 효과를 극대화하려면 생활습관 관리가 필수적이다. 즉, 미토콘드리아, 멜라토닌, 마이크로바이옴의 건강한 상태가 뒷받침되어야 줄기세포가 효과적으로 자리 잡고 지속적으로 기능할 수 있다. 결국 첨단 기술은 훌륭한 도구일 뿐이며, 이를 뒷받침하는 건강한 생활환경이 있어야 최대 효과를 낼 수 있다.

유전자 편집 : 노화의 근본 원인을 직접 조절하다

최근 획기적으로 발전한 유전자 편집 기술, 특히 CRISPR-Cas9 기술은 우리 몸의 노화 관련 유전자를 직접 조작할 수 있게 하면서, 노화 속도를 늦추거나 특정 질병을 예방하는 혁신적 접근을 가능하게 하고 있다. 예를 들어 텔로머라제 효소를 활성화해 세포가 분열할 수 있는 시간을 연장하거나, 항산화 효소의 발현을 높여 세포 손상을 줄이는 연구는 이미 실험 단계에서 매우 유망한 결과를 보여주고 있다. 이 기술이 더 정교해지면 심혈관질환, 신경퇴행성 질환, 암 등과 같은 노화성 질환을 미리 예방하거나 진행을 늦추는 데 활용될 수 있다는 전망도 나온다.

하지만 유전자 편집만으로 노화를 완전히 막을 수 있는 것은 아니다. 특정 유전자의 기능을 강화한다 해도 생활 습관이 뒷받침되지 않으면 그 효과는 제한적이다. 예를 들어, 항산화 능력을 높이는 유전자 편집을 하더라도 스트레스가 지속적으로 높게 유지된다면 DNA 손상은 반복될 수밖에 없다. 수면 부족, 운동 부족, 잘못된 식습관이 계속된다면 유전자 개입만으로는 한계가 분명하다.

결국 유전자 편집 기술은 단독으로 작동하는 만능 해결책이 아니라, 5M을 함께 관리하는 과정 속에서 가장 큰 효과를 발휘한다. 첨단 기술과 생활 루틴이 균형을 이루어야만 건강한 노화를 실현할 수 있다는 점에서, 유전자 편집은 하나의 강력한 도구일 뿐 완성은 우리 일상 속 습관이 책임져야 한다.

호르몬 대체 요법 : 젊음의 활력을 되돌리다

호르몬 수치는 나이가 들면서 필연적으로 감소한다. 이는 근육량 감소, 골다공증, 인지력 저하, 우울증 등 다양한 노화 관련 증상을 유발한다. 호르몬 대체 요법HRT은 이러한 문제를 해결할 수 있는 강력한 수단으로, 특히 갱년기 여성과 중장년 남성의 삶의 질을 크게 개선할 수 있다.

하지만 호르몬 치료를 효과적으로 활용하려면 역시 생활습관과의 연계가 필수적이다. 운동으로 근력 강화를 꾸준히 하지 않거나, 수면 환경이 좋지 않으면 외부에서 공급된 호르몬도 제대로 작용하지 못하고 부작용 위험만 커질 수 있다.

첨단 의학 기술	기대 효과	5M과의 협력 조건
줄기세포 치료	조직 재생 및 염증 감소	장내 미생물 및 수면 환경 유지 필수
유전자 편집	노화 관련 유전자 직접 조절	스트레스 관리 및 항산화 환경 유지
호르몬 대체 요법	근육 유지 및 심리적 안정성 개선	운동, 영양, 수면 환경 유지 필수

첨단 기술과 5M의 만남, 최고의 항노화 전략이 된다

앞으로의 시대는 첨단 의학 기술이 생활습관 관리와 긴밀히 연결될 때 가장 강력한 시너지를 발휘한다. 기술은 어디까지나 도구일 뿐이며, 건강한 생활환경과 꾸준한 습관이 그 기술을 완성시키는 토대라는 점을 잊지 말아야 한다. 줄기세포 치료가 효과를 내려면 장내 환경과 미토콘드리아 건강이 뒷받침되어야 하고, 유전자 편집이 성과를 내려면 정신적 스트레스 관리와 충분한 수면이 필요하다.

실제로 첨단 치료를 받았더라도 생활습관이 엉망이라면 그 효과는 반감된다. 아무리 좋은 자동차라 해도 연료가 없으면 달리지 못하는 것과 같다. 기술이 새로운 가능성을 열어주지만, 그 힘을 현실에서 오래도록 유지하게 만드는 것은 결국 우리의 생활 루틴이다.

따라서 진정한 항노화의 길은 첨단 기술과 생활습관 관리가 조화롭게 결합될 때 비로소 열린다. '5M은 토대, 기술은 도구'라는 메시지는 단순한 구호가 아니라 앞으로의 건강과 장수를 위해 반드시 기억해야 할 핵심 원칙이다. 기술은 미래를 향한 열쇠이지만, 그 열쇠가 맞물려 문을 여는 자물쇠는 우리의 일상 속 습관이라는 사실을 늘 마음에 새겨야 한다.

04

함께할 때 비로소 완성되는 건강
: 소셜 5M 루틴의 힘

    혼자 꾸준히 건강 습관을 지키는 것은 결코 쉽지 않다. 처음에는 의욕적으로 시작하지만, 바쁜 일상과 갑작스러운 스트레스에 휘말리면 쉽게 포기하기 마련이다. 하지만 가족이나 친구와 함께 목표를 정하고 실천하면 놀라운 변화가 일어난다. 성공률과 지속력이 몇 배나 높아지는 것을 경험할 수 있다. 그 이유는 단순한 격려 이상의 강력한 심리적·환경적 시너지가 있기 때문이다.

함께할 때 얻는 놀라운 심리 효과

    혼자 있을 때는 '오늘만 쉬자!'라는 생각이 쉽게 든다. 하지만 가족이나 친구와 약속을 하면 서로의 약속을 지켜야 한다는 책임감이 생긴다. 이렇게 서로의 건강을 지키는 파트너가 되어 작은 성취감을 나누게 되면 스트레스가 줄어들고, 마음이 안정되는 효과가 나타난다.

특히 "오늘 운동 잘했어!", "저녁 식단 완벽해!"와 같은 작은 격려는 도파민을 분비시켜 기분을 좋게 하고 스트레스를 완화한다. 이렇게 마음이 안정되면 수면을 돕는 멜라토닌 분비가 원활해지고, 장내 미생물 균형에도 긍정적인 영향을 주어 전신 건강을 유지하는 데 도움이 된다. 또한 목표를 함께 달성했을 때 느끼는 공동의 기쁨은 혼자 성취했을 때보다 훨씬 크며, 지속적인 동기부여가 된다. 실패나 실수가 생겨도 혼자 좌절하지 않고 "다음엔 더 잘하자!"는 긍정적 피드백이 가능하다.

자신을 칭찬하는 것을 '자기 격려self encouragement'라고 한다. 자기 격려는 상처에서 회복되고 자기 사랑을 키우는 좋은 방법이다.

환경을 바꾸면 습관이 쉬워진다

가족과 함께 식단을 개선하면 '건강식단 주간'과 같은 작은 프로젝트가 가능하다. 냉장고에는 자연스럽게 채소와 발효식품이 늘어나고, 과자나 인스턴트 음식은 줄어든다. 이렇게 환경이 바뀌면 장내 미생물이 건강해지고, 염증 반응과 노화가 억제되는 효과를 얻을 수 있다. 또한 함께 장을 보고 요리하면서 가족 간의 소통이 깊어지고, 식사를 통한 정서적 만족도 높아진다.

함께하는 운동과 명상 모임도 좋은 방법이다. 가족이나 친구와 주말마다 하이킹이나 명상을 정기적으로 실천하면 혼자 할 때보다 부담이 줄고 즐거움이 커진다. 함께 운동하면 마이오카인이 분비되어 항염 효과가 나타나고, 정신적으로 안정감을 느껴 수면의 질까지 향상된다. 운동 후 함께 나누는 소소한 간식이나 대화는 생활 속 작은 행복이 된다. 정리하면 다음과 같다.

실천 항목	효과	추천 빈도
가족과 건강식 식사	장내 환경 개선, 염증 감소	매일
친구와 운동 약속	근육 강화, 정신 안정	주 2~3회
함께하는 명상 시간	스트레스 완화, 수면 질 향상	주 3~5회
정기적인 건강 리뷰	성취감 증가, 목표 수정 용이	월 1회

사회적 관계가 노화 속도를 늦추는 이유

혼자 외로움을 느끼면 스트레스 호르몬인 코르티솔이 지속적으로 분비되어 면역력이 떨어지고 수면 리듬이 깨진다. 반면 가족, 친구, 사회적 관계가 풍부한 사람은 스트레스 저항력이 강하고, 노화 속도도 느리다는 연구 결과가 많다. 가족이나 친구와 함께 건강 습관을 실천하면 중간에 어려움을 겪더라도 "괜찮아, 다시 시작하면 돼"라는 위로와 격려가 자연스럽게 나온다.

이런 정서적 지지가 꾸준한 실천을 가능하게 하고, 결국 노화를 억제하는 힘이 된다. 사회적 관계에서 얻는 안정감은 교감신경과 부교감신경의 균형을 돕고, 스트레스 관리가 쉬워지게 한다. 정기적으로 만나 서로의 상태를 점검하고 어려움을 나누며 위로받는 과정이 노화 방지의 핵심 요소가 된다.

> **함께 시작하는 5M 루틴**
> - 하루 5분 명상이나 호흡법 함께 실천하기
> - 주말 가족 하이킹이나 친구와의 가벼운 조깅
> - 함께 요리하며 건강 식단 만들기
> - 한 달에 한 번 서로의 건강 지표 점검하며 격려와 피드백 주고받기

혼자 노력하는 것보다 주변 사람들과 함께하는 것이 건강 습관을 훨씬 강력하고 지속 가능하게 만든다. 가족과 친구가 함께 만들어가는 작은 변화가 결국 장기적인 노화 억제와 건강한 삶을 위한 가장 확실한 전략이 된다. 주변 사람들과 함께 건강을 지켜내는 이 놀라운 여정을 지금부터 시작해야 한다.

05

항상성 노화, 죽기 직전까지 건강하게

우리는 아무리 노력해도 영원히 젊음을 유지할 수 없다. 노화는 자연의 흐름이자 피할 수 없는 운명이다. 하지만 몸과 마음을 항상성 상태로 꾸준히 관리하면, 완전한 건강에서 죽음에 이르는 인생의 긴 여정을 훨씬 더 풍요롭고 건강하게 누릴 수 있다. 이것이 바로 항상성 노화의 본질이자 궁극적인 목표다.

많은 사람이 노화가 본격적으로 시작되는 40대 이후 급격히 건강이 악화되고, 60대부터는 각종 질병과 만성피로에 시달리는 것을 당연한 현상으로 받아들인다. 하지만 같은 나이라도 건강한 사람과 그렇지 않은 사람의 삶의 질은 크게 다르다. 중요한 건 '질병 없이 건강하게 사는 기간 Health Span'을 얼마나 길게 유지하느냐다. 5M을 제대로 관리하면 건강 수명을 극대화할 수 있다는 사실이 연구와 사례로 속속 증명되고 있다.

항상성 노화가 만들어내는 삶의 풍요

항상성을 잘 유지한 사람은 만성적인 스트레스와 염증이 적다. 마인드, 즉 심신의 안정은 교감신경을 낮추고, 마이오카인의 활성은 근육과 관절의 통증을 최소화한다. 여기에 장내 미생물의 균형, 수면의 질, 세포 에너지의 원천인 미토콘드리아의 활성화가 더해지면, 나이가 들어도 무릎과 허리 통증 없이 건강한 활동을 유지할 수 있다.

> **5M 관리가 만들어내는 건강한 노화**
> Mind(정신 안정) : 스트레스 관리로 교감신경을 안정화한다.
> Myokine(근육 활성) : 근력 유지로 통증과 노화를 방지한다.
> Microbiome(장 건강) : 염증을 줄이고 면역력을 강화한다.
> Melatonin(숙면 유지) : 신체 회복과 면역력을 증대한다.
> Mitochondria(세포 에너지) : 활발한 에너지 생산으로 활력을 유지한다.

스스로 건강을 관리할 수 있다는 자기효능감은 삶의 질을 극적으로 높인다. 노화가 단지 나빠지기만 하는 것이 아니라 어느 정도 조절하고 늦출 수 있다는 믿음은 정신적 안정과 행복감을 증진시킨다. 또한 스트레스 호르몬인 코르티솔을 낮추어 건강의 선순환을 만든다. 우리는 언젠가 죽음을 맞이하지만, 그 시점까지 '건강 구간'을 최대한 길고 풍요롭게 유지하는 것이 항상성 노화의 핵심이다. 이를 위해서는 지속적인 생활 습관 관리가 필수이며, 5M을 꾸준히 관리하면 중증 질병이나 급속한 노쇠와 같은 건강 악화를 피할 수 있다.

항상성 노화와 일반적 노화 비교

연령대	일반적 노화	항상성 노화
40대	스트레스 증가, 체력 저하 시작	Mind 관리, 스트레스 조절, 활력 유지
50대	근력 감소, 만성 질환 시작	Myokine 활성화로 근력 유지, 건강한 신체
60대	질병 악화, 통증 증가	Microbiome 관리로 염증 최소화, 활력 유지
70대 이상	급격한 기능 저하, 고립 증가	Melatonin과 Mitochondria 관리로 활력 유지, 활발한 사회활동

지속 가능한 건강습관의 중요성

항상성 노화는 단기 이벤트가 아니라 평생 이어져야 하는 습관이다. 잠시 흔들리더라도 다시 5M을 재정비하는 것만으로 충분하다. 무엇을 먹고, 얼마나 자고, 얼마나 움직이고, 스트레스를 어떻게 관리하는지 등과 같은 습관을 꾸준히 관리하면, 비록 완벽한 건강 상태를 영원히 유지할 수는 없어도 죽기 직전까지 삶의 질을 최대한 유지할 수 있다.

> **지속 가능한 5M 습관**
> - 매일 10분 명상과 스트레칭으로 Mind와 Myokine 관리한다.
> - 주 2~3회 건강식단으로 장내 환경을 개선한다(Microbiome).
> - 일정한 취침시간 유지로 Melatonin 리듬을 지킨다.
> - 정기적 운동과 간헐적 단식으로 Mitochondria를 활성화한다.

단 한 번뿐인 노화 여정, 어떻게 채울지는 내 손에 달렸다

우리 모두에게 죽음은 피할 수 없는 현실이다. 그러나 그때까지의 여정을 어떻게 채울지는 우리의 선택이다. 항상성 노화는 노화를 단지 미루는 것이 아니라, '완전 건강'에서 '죽음'까지의 시간을 최대한 길고 건강하게 누리는 전략이다. 5M을 통한 꾸준한 관리를 통해 누구나 건강한 삶의 구간을 길고 풍요롭게 채울 수 있다. 결국 이 책이 전하는 궁극적인 메시지는 명확하다. "노화는 막을 수 없지만, 내가 내 몸의 노화 속도를 조절할 수 있다." 지금부터 건강 습관을 시작하고 지속함으로써 노화의 여정을 더욱 아름답고 풍요롭게 만들어가야 한다.

| 에필로그 |

항상성 노화가 선사하는
작은 기적

사실 우리의 몸은 태어날 때부터 완벽한 균형, 즉 항상성을 유지하도록 설계되어 있습니다. 혈압, 혈당, 체온, 호르몬, 면역 등 모든 것이 자연스럽게 조화를 이루며 웬만한 변화에도 쉽게 무너지지 않습니다. 그런데 지금 그 균형을 잃었다면, 반드시 그 이유부터 알아야 합니다.

우리는 편리함과 효율을 좇다 자신도 모르게 건강을 잃었습니다. 도시의 불빛은 밤을 지워버렸고, 휴대폰과 컴퓨터 화면은 우리의 눈과 뇌를 끊임없이 자극했습니다. 자연스러운 수면과 휴식은 사치가 되었고, 바쁜 일상 속에서 쉽게 손이 가는 가공식품과 운동 부족은 몸의 활력을 앗아갔습니다. 여기에 환경 오염과 만성 스트레스까지 더해지면서 몸의 균형은 무너졌습니다.

잠깐의 피곤이라 여겼던 증상들이 어느새 만성적인 문제로 커져 노화를 더욱 빠르게 만들었습니다. 도시화, 디지털 과부하, 가공식품, 운동 부족, 환경 독소, 정신적 스트레스가 서로 얽혀 악순환의 고리를 만들어낸 것입니다.

"우리 몸의 균형을 깨뜨린 진짜 원인을 알게 되면, 어떻게 회복할 수 있는지의 해답도 저절로 보입니다."

무엇이 잘못되었는지 깨닫는 순간부터 회복은 시작됩니다. 생활 속 작은 변화 하나가 무너진 균형을 되돌리는 열쇠가 됩니다. 일정한 수면 리듬, 신선한 채소와 단백질 중심의 식사, 가벼운 걷기나 근력운동은 몸을 서서히 회복시킵니다. 하루 중 잠시 디지털 기기를 내려놓고 호흡을 고르는 습관은 스트레스를 완화하고 호르몬 균형을 바로잡습니다. 집안을 환기하고 친환경 제품을 사용하는 것, 항산화 식품을 더하는 것 같은 작은 실천도 몸의 부담을 덜어줍니다.

몸의 균형을 되찾는 과정은 혼자보다는 함께할 때 더 효과적입니다. 가족이나 친구와 식단과 운동을 공유하며 서로를 격려하면 꾸준히 이어갈 수 있습니다. 실제로 작은 변화를 실천한 사람들은 몇 달 만에 혈압, 혈당, 체중 등 눈에 띄는 개선을 경험하기도 했습니다.

건강과 균형을 되찾는 길은 멀리 있지 않습니다. 우리의 몸은 이미 스스로 회복할 준비가 되어 있으며, 다만 우리가 그 기회를 주지 않았을 뿐입니다. 생활 속 작은 습관들이 쌓이면 몸은 자연스럽게 균형을 되찾습니다. 지금 필요한 것은 거창한 결심이 아니라 오늘의 작은 실천입니다.

우리는 누구나 언젠가는 늙어갈 수밖에 없습니다. 그러나 그 늙어감이 숙명처럼 보이는 순간에도 사실은 우리 몸 안에 작은 기적이 숨어 있습니다. 끊임없이 균형을 유지하려 애쓰는 몸의 지혜, 바로 '항상성 노화'라는 기적입니다.

이 책을 통해 우리는 5M의 중요성을 살펴보았습니다. 다섯 가지 요소는 서로 긴밀히 연결되어 한쪽이 흔들리면 다른 쪽이 보듬어주며 다시 균형을 찾아갑니다. 삶이 흔들릴 때조차 우리 몸은 묵묵히 우리를 지켜주고 있습니다.

'항상성 노화'란 이런 균형을 평생의 습관으로 이어가는 것입니다. 이는 단발적인 열정이 아니라, 천천히 흐르는 물처럼 꾸준히 이어지는 삶의 방식입니다. 하루 10분의 명상, 몇 번의 스쿼트, 한 끼의 발효식품, 밤의 불빛을 줄이는 노력 같은 사소한 습관들이 모여 결국 삶을 지탱하는 큰 힘이 됩니다.

노화를 완전히 멈출 수는 없지만, 그 속도를 늦추고 삶의 마지막까지 스스로 주인으로 살아갈 수 있는 힘은 우리 안에 있습니다. 작은 습관 하나하나가 모여 나이 듦을 우아하고 아름다운 과정으로 바꿔줍니다.

이 책을 마무리하며, 독자 여러분께 따뜻한 응원을 전하고 싶습니다. 매일의 작은 선택이 쌓여 결국 기적을 만들어낼 것입니다. 스스로를 돌보고 사랑하는 작은 행동들이 우리를 더 건강하고 빛나는 미래로 이끌어 줄 것입니다. 여러분의 오늘이 곧 내일의 젊음을 결정합니다. 오늘, 작은 기적을 시작해 보세요. 우리 모두에게는 그럴 자격이 충분히 있습니다.

박민수

항상성 노화
과속 노화를 멈추고 느리게 나이 드는 법

초판 1쇄 발행 2025년 12월 1일

지은이 박민수
펴낸이 박성인
펴낸곳 허들링북스
출판등록 2020년 3월 27일 제2020-000036호
주소 서울시 강서구 공항대로 219, 3층 309-1호(마곡동, 센테니아)
전화 02-2668-9692　**팩스** 02-2668-9693
이메일 contents@huddlingbooks.com

ISBN 979-11-91505-57-3 (03510)

* 이 책은 허들링북스가 저작권자와의 계약에 따라 발행한 것이므로 무단 전재와 무단 복제를 금지하며,
  이 책의 전부 또는 일부 내용을 이용하려면 반드시 저작권자와 허들링북스의 서면 동의를 받아야 합니다.
* 책값은 뒤표지에 있습니다.
* 파본은 구입하신 서점에서 교환해드립니다.